Dr. David Borenstein

Cómo aliviar el dolor de espalda

Un programa práctico y efectivo con terapias que le devolverán la salud

Dr. David Borenstein

Cómo aliviar el dolor de espalda

Un programa práctico y efectivo con terapias que le devolverán la salud

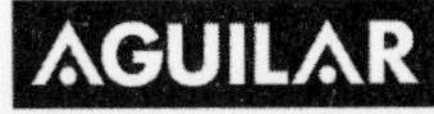

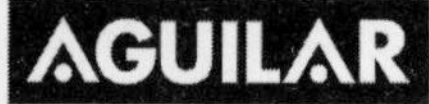

Título original: *Back in Control!*
Edición original: M. Evans and Company, 2001
Traducción: María Andrea Giovine Yáñez

De esta edición:
D. R. © Aguilar, Altea, Taurus, Alfaguara, S.A. de C.V., 2003
Av. Universidad 767, Col. del Valle
México, 03100, D.F. Teléfono 54 20 75 30

Distribuidora y Editora Aguilar, Altea, Taurus, Alfaguara, S. A.
Calle 80 Núm. 10-23, Santafé de Bogotá, Colombia.
Santillana Ediciones Generales, S.L.
Torrelaguna 60-28043, Madrid, España.
Santillana S. A.
Av. San Felipe 731, Lima, Perú.
Editorial Santillana S. A.
Av. Rómulo Gallegos, Edif. Zulia 1er. piso
Boleita Nte., 1071, Caracas, Venezuela.
Editorial Santillana Inc.
P.O. Box 19-5462 Hato Rey, 00919, San Juan, Puerto Rico.
Santillana Publishing Company Inc.
2043 N. W. 87 th Avenue, 33172. Miami, Fl., E. U. A.
Ediciones Santillana S. A. (ROU)
Cristóbal Echevarriarza 3535, A.P. 1606, Montevideo, Uruguay.
Aguilar, Altea, Taurus, Alfaguara, S. A.
Beazley 3860, 1437, Buenos Aires, Argentina.
Aguilar Chilena de Ediciones Ltda.
Dr. Aníbal Ariztía 1444, Providencia, Santiago de Chile.
Santillana de Costa Rica, S. A.
La Uruca, 100 mts. Este de Migración y Extranjería, San José, Costa Rica.

Primera edición: septiembre de 2003

ISBN: 968-19-1314-0

D. R. © Diseño de cubierta: Antonio Ruano Gómez
Diseño de interiores: Times Editores, S.A. de C.V.

Impreso en México

Este libro está dedicado a todos los pacientes
que me han honrado al hacerme su médico.
Este trabajo es el resultado de sus peticiones persistentes
para poner en papel mis explicaciones
sobre sus problemas de espalda.

Índice

Agradecimientos

Quiero agradecer a todas las personas que han estado dispuestas a proporcionar apoyo, ánimo y experiencia en el desarrollo y revisión de este libro:

Al doctor Arthur Frank, director médico del programa de Control de Peso en el Centro Médico de la Universidad George Washington, por sus atinados comentarios concernientes a las secciones de comida y nutrición de este libro.

Al doctor John Starr, cirujano ortopédico, por ofrecer su experiencia al revisar los componentes sobre cirugía de este libro.

A Tom Welsh, fisioterapeuta, por su generosidad y amistad al permitir que su programa de ejercicios se incluyera en el libro.

A Virginia McCullough, por organizar mi primera propuesta de manuscrito, por encontrar un agente para mi libro y por ayudarme con mi primer borrador.

A Marian Betancourt, por ayudarme con el borrador final.

A Nancy Love, mi agente literaria, por tener confianza en mí y por encontrar una editorial que publicara mi libro.

A Judy Guenther, ilustradora, por tomar mis ideas y hacer las ilustraciones que facilitan mucho la comprensión.

A PJ Dempsey, mi editor en M. Evans, por guiarme a través del comienzo, mitad y final de un proceso muy largo de la publicación de este libro.

A mis compañeros en *Arthritis and Rheumatism Associates* (Artritis y Reumatismo Asociados), doctor John Lawson, doctor Werner Barth, los doctores Norman Koval, Herbert Baraf, Robert Rosenberg, Evan Siegel, Emma DiIorio y Sheila Kelly, por su apoyo y comprensión durante el desarrollo y producción de este libro.

Introducción
Un gran estornudo te puede liquidar

Sabía que no debía doblarme para agarrar un par de calcetines del cajón de hasta abajo, ése fue mi primer error. Sabía que debía doblar las rodillas y estirarme hacia abajo, en vez de doblarme "a la mitad". Girar a la altura de la cintura fue mi segundo error, aunque había usado ese movimiento miles de veces y nunca me había afectado como ahora. En cuanto empecé a enderezarme, sentí un dolor agudo en el lado derecho de la espalda pues los músculos de esta zona entraron en un espasmo. El dolor fue como el corte de un cuchillo, literalmente me quitó el aliento y no me pude mover.

Pensar racionalmente y el dolor severo no van de la mano. De hecho, cuando uno siente dolor, los pensamientos más ridículos parecen perfectamente razonables. Esa mañana braceando hacia la cómoda, comencé a pensar en cómo me pondría la ropa sin sentir el agudísimo dolor en la espalda. Los calcetines que tenía en las manos parecían estar a kilómetros de distancia de mis pies, así que, ¿cómo lograría ponérmelos finalmente? Cojeando, conforme ponía un pie frente a otro, braceando hacia los muebles para obtener apoyo, comencé a reunir otras prendas con la precaución de probar cada pequeño movimiento para ver si no producía más dolor. Ponerme la playera no fue tan malo, pero no podía imaginarme cómo me pondría los pantalones. Así que tal vez me presentaría en la oficina sin ellos. ¡Quizá el personal ni siquiera se diera cuenta!

Me sentí como un prisionero en mi cuerpo, atorado en un lugar, en una posición. Intenté estirarme un par de veces antes de lograrlo, pero mi espalda estaba rígida e hice un gran esfuerzo. Como si no fuera suficiente lo que me estaba pasando, antes de que pudiera impedirlo, un gran estornudo "explotó" con los movimientos corporales espontáneos que vinieron con él. Había pensado que mi dolor tenía un diez, dentro de la escala de diez puntos, pero estaba equivocado. El estornudo me disparó a un 14 ó 15 durante por lo menos algunos segundos. Además del aumento de intensidad del dolor, ahora se estaba esparciendo hacia arriba y hacia abajo de la espalda. Después de un segundo estornudo, pensé que me iba a morir.

Finalmente, logré reunir el valor para completar una serie de movimientos de "braceo y flexiones" y, usando cuidadosamente el barandal de la escalera, cojee para llegar al desayuno, que comí de pie. Luego tomé un par de analgésicos, esperando que conforme continuara el día mi rango de movimiento mejorara. Doblarme sobre el lavabo para lavarme los dientes era completamente imposible, así que tuve que hacerlo con una toalla alrededor del cuello y una taza de plástico con agua.

Conducir hacia mi oficina no fue tan malo, una vez que logré acomodarme en el auto. Al manejar, hice mi mayor esfuerzo para evitar los baches, que se veían más profundos que nunca. Hasta ese momento, cualquier decisión pequeña, cualquier tarea normalmente rutinaria e insignificante requería pensarse con cuidado. El dolor y el movimiento restringido me llevaron a estacionar el auto en un lugar en donde ningún auto vecino limitara la apertura de la puerta, porque sería todo un problema salir del auto. Con la espalda recta moví las piernas y me sostuve mientras me ponía de pie. Normalmente, hago un poco de ejercicio extra subiendo las escaleras hacia mi oficina, pero ese día, el elevador se veía muy tentador.

El dolor convirtió mi comúnmente cómoda oficina en un campo minado. Tenía que maniobrar alrededor de sillas, archiveros y escritorios. Y, de todas las cosas, la mayor mina en el campo fue mi suave sillón reclinable. Sabía que una silla más firme, con menos flexibilidad, era una elección mucho mejor. A lo largo del día seguí tomando una pequeña decisión tras otra para adaptarme al dolor y a la incomodidad. Por ejemplo, evitaba girar el cuerpo para ver la pantalla de la computadora, cargaba sólo dos archivos a la vez y cambiaba de posición para evitar engarrotarme en un solo lugar. Sobra decir que cancelé la sesión de ejercicio que tenía programada con mi compañero de gimnasio.

Los analgésicos ayudaron a mitigar el dolor a lo largo del día y pude ver a mis pacientes sin verme a mí mismo como un paciente, pero tuve que dejar para otro día todas mis tareas "extra": investigación de artículos, notas para pacientes o doctores, cartas que firmar, etc. No hay nada como el dolor de espalda para poner nuestras prioridades en su lugar.

Aunque hice más tiempo, tomé un camino a casa que parecía "más seguro" porque tenía menos obstáculos y baches. Toda esta preocupación y pensamiento consciente sobre mi dolor y sobre cómo mover mi cuerpo eran agotadores. El dolor es un estresante mayor y no me sorprendía que estuviera tan cansado. Cenar parecía no valer mucho la pena, pero sí quería tomar más analgésicos, y lo hice.

Pararme en la ducha y dejar que el agua caliente corriera por mi espalda por unos minutos me permitió doblar y estirar los músculos cuidadosamente, lo que restauró un poco mi rango de movimiento. Me movía con lentitud, dejando que el dolor me guiara. Este experimento de movimiento no duró mucho y no me moví muy lejos, pero probaría al día siguiente.

Dormir es siempre una preocupación cuando uno siente dolor. Meterme en la cama, que incluía bajar la parte superior de la espalda con la ayuda de los brazos mientras que, al mismo tiempo, levantaba las piernas, desencadenó más punzadas de dolor, pero por lo menos estaba ahí. Me quedé de espaldas y doblé las rodillas sobre una almohada. Conforme me sumergía en el sueño, intenté recordar qué me había llevado a este aprieto en primer lugar. ¡Claro, los malditos calcetines!

El dolor de espalda puede arruinar cualquier día y con toda seguridad me ha arruinado muchos. Por eso escribí este libro; no sólo porque he estado tratando a mis pacientes con dolor de espalda, sino porque mi propio dolor me ha dado el tipo de discernimiento que me ayudó a desarrollar mi programa básico para aliviar el dolor.

Cada segundo, dos estadounidenses desarrollan dolor en la espalda baja. Cada año cincuenta millones sufrimos episodios de dolor en esta parte del cuerpo. Si estás leyendo este libro, has experimentado dolor de espalda, incluso puede que sientas dolor en este momento. El dolor en la espalda baja puede comenzar con algo aparentemente tan trivial como un estornudo, tos, un simple giro del cuerpo o doblarse para agarrar un par de calcetines. O puede ser síntoma de una enfermedad más seria.

Los hombres y mujeres que llegan a mi oficina tienen diversos antecedentes, carreras y estilos de vida, pero todos comparten una queja en común. Tienen una espalda adolorida y el dolor casi siempre interfiere con sus vidas. Estos pacientes tienen algo más en común. En distintos grados, están asustados. La mayoría de las personas están mal informadas tanto sobre las causas de su dolor como sobre los tratamientos disponibles para resolver sus problemas. Esta falta de información alimenta el miedo que obstaculiza la recuperación. Algunas personas tienen miedo de ser incapaces de trabajar, mientras otras temen que su dolor sea el síntoma de una enfermedad terrible como el cáncer. Algunas mujeres están preocupadas por su capacidad para embarazarse, otras quieren evitar la progresión de la deformidad en la espina dorsal.

Casi todos mis pacientes llegan con preguntas. ¿Qué pueden hacer para mejorar su enfermedad? ¿Deberían hacer ejercicio? ¿El yoga o el tai chi pueden ayudar?¿La manipulación podría "enderezar" una espina dorsal encorvada, aliviar el dolor musculoesquelético y, lo mejor de todo, dejarlos libres de éste?

La mejor forma de leer este libro es desde el principio, porque entre más sepas sobre cómo funciona tu espalda y las razones por las cuales duele, más fácil será diagnosticar y aliviar correctamente tu dolor. Aprenderás cómo determinar si tu dolor es mecánico o médico, es decir, si tiene relación con un problema de las dinámicas de tu sistema musculoesquelético o si tiene relación con una causa sistémica como el daño a los nervios ocasionado por la diabetes. Te mostraré cómo mi programa básico para aliviar el dolor puede ayudar en la mayoría de los dolores de espalda; cómo puedes trabajar con tu médico para diagnosticar y tratar correctamente el dolor de espalda y cómo y cuándo usar medicamentos, ejercicio, incluso terapias complementarias como técnicas de relajación.

Muchas personas dejan que el dolor de espalda les impida hacer lo que les gusta y ése es uno de sus resultados más tristes. Con mi libro aprenderás cómo entrar y salir de la cama sin lastimarte la espalda y también, algo muy importante, cómo disfrutar del sexo sin lastimarte la espalda. En la última parte del libro encontrarás muchos recursos para obtener más información, al igual que mi sección de Preguntas Frecuentes de la Escuela de la Espalda, que provienen de las dudas que los pacientes me manifiestan frecuentemente.

Sin embargo, el mensaje más importante que te puedo dar es que estés bajo control. Insisto: entre más leas sobre cómo funciona tu espalda y por qué duele, mayores serán tus oportunidades para encontrar alivio al dolor. Cuando las personas no completan la prescripción del médico para su dolor, casi siempre se debe a que no entienden realmente cómo se supone que el remedio debe funcionar o cómo funciona su cuerpo. Espero que este libro te ayude a desarrollar tu propia cura única para el alivio del dolor de espalda y vuelvas a tener todo bajo control.

Ahora voy a seguir mi propio consejo y voy a poner mis calcetines en el cajón superior de la cómoda.

Parte uno:
Develando el misterio del dolor de la espalda baja

I
Entendiendo por qué duele la espalda

Cuando te duele la espalda te sientes bastante solo. Piensas que nadie puede entender el grado de tu molestia. Sin embargo, el dolor de la espalda baja es la segunda afección más común de la humanidad, sólo el resfriado afecta a más personas. El dolor de espalda tampoco discrimina. Personas de todas edades, de ambos sexos y de todo tipo de vida se ven afectadas por esta molestia debilitadora. Tal vez eres un operador de computadora que se sienta en un escritorio por horas sin parar o quizá un granjero o un albañil que carga objetos pesados todos los días. Si por casualidad estás embarazada, entonces puede que tengas dificultad para encontrar una posición cómoda, estar de pie, sentada o bien acostarte de espaldas.

Si te levantas, te doblas, te estiras, te pones en cuclillas, giras o te das vuelta, o si estornudas, tienes algún riesgo de desarrollar dolor de espalda. Además, una variedad de enfermedades clínicas pueden devenir en dolor de espalda. Así que, como puedes ver, todos los millones de seres humanos somos vulnerables al dolor de espalda. De hecho, está documentado que casi 80% de la población humana experimentará dolor de espalda en algún punto de su vida.

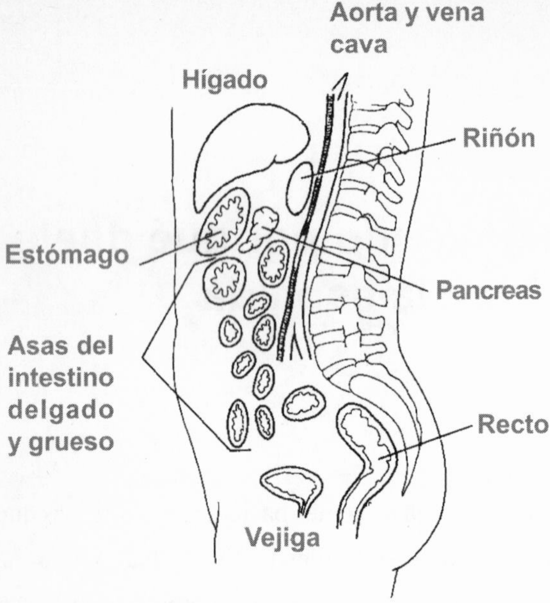

Figura 1.1 Esta vista muestra los principales órganos y vasos sanguíneos cerca de la espina lumbar.

¿ES MECÁNICO O MÉDICO?

La mayor parte de los dolores de espalda resultan de desórdenes mecánicos de la espina dorsal relacionados con el movimiento excesivo, una mala postura habitual o daño o deformidad de una parte de la espina como un disco herniado. Entre otro diez y quince por ciento de los casos es médico, debido a enfermedades crónicas como daño de los nervios causado por diabetes o fibromialgia y requiere de una evaluación más completa. Yo me refiero a esta forma de dolor de espalda como dolor médico de la espalda baja.

La molestia asociada con causas específicas del dolor de la espalda baja tiene características reproducibles. Por ejemplo, los discos rotos que presionan los nervios causan un dolor que va de la espalda a la parte inferior de la pierna y el pie. El dolor por daño muscular en la espalda puede esparcirse a lo largo de la espalda baja pero no más allá de las nalgas. Saber dónde comienza y termina inicialmente el dolor nos ayuda a adivinar su causa con bastante precisión.

Desórdenes mecánicos se deben a problemas locales en los huesos, articulaciones, tendones, ligamentos, músculos y nervios de la espalda baja. Característicamente, estar activo o en descanso tiene un efecto en la intensidad del dolor, ya sea mejorándolo o empeorándolo. La posición de la espina dorsal también afecta el grado de dolor. Si tienes un disco herniado, sientes más dolor cuando estás sentado, mientras que las personas con artritis en la espina dorsal se sienten peor de pie. La mayoría de los problemas mecánicos se curan o mejoran con el tiempo, la fisioterapia y los medicamentos. Sólo de uno a dos por ciento de esas dificultades mecánicas requiere intervención quirúrgica, como cuando ocasionan pérdida del control de la vejiga o debilidad en las piernas.

Los desórdenes médicos causan síntomas en todo el cuerpo, no están limitados a la molestia en la espina lumbar y no mejoran ni empeoran con la actividad o el descanso. Además, muchos órganos como los riñones, la vejiga, el sistema gastrointestinal, los nódulos linfáticos y los vasos sanguíneos principales se encuentran precisamente en la espalda baja (ver figura 1.1). Las enfermedades que afectan a estos órganos pueden causar dolor de espalda, en este caso el sistema de cada órgano causa un cierto tipo de dolor. Cuando éste se origina en una estructura distinta a la espina dorsal, su carácter único puede ayudar a los médicos a encontrar el órgano enfermo.

Entender por qué duele la espalda

Los desórdenes médicos por lo general producen las siguientes "banderas rojas":

- Fiebre y/o pérdida de peso.
- Dolor que empeora en la noche o cuando se está acostado.
- Rigidez matutina prolongada.
- Dolor óseo severo en la parte media de la espalda.
- Dolor asociado con comer, orinar o el ciclo menstrual.

Si padeces cualquiera de los síntomas anteriores, consulta a tu médico para averiguar si una enfermedad crónica ocasiona tu dolor en la espalda baja.

Y si el trauma de tu espalda es mecánico, hay veces en que éste se convierte en una emergencia. El trauma directo a la espina lumbar puede causar dolor en cualquier lugar de la espalda baja, de la parte inferior de la pierna o de la parte anterior del muslo. Estos traumas a menudo son el resultado de accidentes automovilísticos o caídas. Si el trauma es severo, puede que se necesite cirugía de emergencia para estabilizar la espina dorsal y quitar la presión de los nervios. Las fracturas de vértebras sin compresión de nervios por lo general exigen descanso y soporte. Los traumas menos severos en músculos y ligamentos pueden tratarse con medicamentos y fisioterapia.

Mary es un ejemplo de cómo se pueden confundir las causas médicas y mecánicas del dolor de espalda. A Mary le encantaba trabajar en su jardín y, aunque a los 65 años padecía dolores y molestias ocasionales luego de un largo día de podar plantas y quitar las malas hierbas, su molestia desaparecía en uno o dos días. Sin embargo, un día tropezó y cayó de espaldas, aterrizando sobre su trasero. La caída causó una aguda molestia que no atendió en ese momento, pero durante las siguientes tres semanas el dolor en la parte media de su espalda aumentó, haciendo que cada vez le fuera más difícil trabajar en el jardín. Cuando vino a verme, Mary aún creía que su dolor estaba relacionado con una lesión ocasionada por su caída, pero la ubicación y persistencia de éste (en la parte media de su espalda) era una bandera roja. Sus rayos X mostraron una fractura en una de sus vértebras y los exámenes de sangre revelaron una elevación de proteínas en la sangre, consistente con un diagnóstico de mieloma múltiple, un cáncer de la médula ósea. Obviamente, su enfermedad exigía intervención médica inmediata y comenzó a recibir sesiones de quimioterapia. Su dolor de espalda mejoró cuando se diagnosticó y trató apropiadamente el cáncer. Mientras que el problema de Mary claramente cae en el pequeño porcentaje de casos en los que el dolor es causado por un desorden médico, su enfermedad llama la atención hacia la importancia de atender el dolor que no cesa o que empeora con el tiempo.

Causas psicológicas poco frecuentes

Las enfermedades psicológicas o mentales son una causa relativamente poco frecuente de dolor agudo en la espalda baja. Dependiendo de características individuales, las enfermedades psicológicas causan o exacerban el dolor a través de una gran variedad de mecanismos. Por ejemplo, en pacientes con esquizofrenia, las alucinaciones son una causa de dolor poco frecuente pero real.

El desorden psiquiátrico comúnmente asociado con dolor de la espalda baja es una reacción de conversión: un mecanismo para transformar la ansiedad u otras emociones en una disfunción física. Los síntomas disminuyen la ansiedad y simbolizan el conflicto subyacente. Quienes lo padecen pueden beneficiarse de su situación y quizá no estén demasiado preocupados por su problema físico. Una función corporal anormal, como el dolor de espalda, se reconoce y acepta con facilidad, pero la percepción es que los problemas psicológicos no se aceptan de la misma forma.

Alguien con reacciones de conversión puede tener un dolor severo del tipo de una quemadura o cortada. El dolor es agudísimo en intensidad y no tiene ninguna frontera anatómica reconocible. Al hacer el examen, tienen una marcada respuesta a una presión mínima ejercida al momento de palpar. Estas áreas de sensibilidad no corresponden a los puntos sensibles de la fibromialgia. Los resultados de las pruebas de laboratorio son normales y, en estos pacientes, las molestias se resisten a todas las formas de terapia. Desafortunadamente, incluso cuando la razón para la reacción de conversión es evidente, estos pacientes no mejoran.

La *International Association for the Study of Pain* (Asociación Internacional para el Estudio del Dolor) define el dolor como "una experiencia sensorial desagradable que asociamos primariamente con daño de tejido o que se describe en términos de ese daño, o ambas." La definición tiene dos partes. Una trata el daño de tejido o la amenaza de daño, pero para experimentar dolor uno debe tener una respuesta emocional a esa lesión. El estrés mental puede detonar una respuesta emocional que se experimenta como dolor.

CÓMO FUNCIONA TU ESPALDA

Después de más de 20 años de preocuparme por personas con dolor de espalda, he aprendido que tomarse el tiempo para explicar la anatomía y las biomecánicas de la espina lumbar va mucho más allá de ayudarlas a entender su situación y a aliviar la ansiedad y el miedo.

Debido a que la mayoría de las personas no tiene idea de lo que primeramente causó su lesión en la espalda, con frecuencia padecen las mismas lesiones una y otra vez. Por otro lado, he visto personas con tanto miedo de sufrir más dolor, incluso con movimientos corporales normales, que se vuelven tiesas, como estatuas. No se dan cuenta de que su postura rígida no las protege del dolor, sino que lo perpetua.

Las personas que no entienden la causa de su dolor regularmente no entienden los tratamientos prescritos y no los siguen cuidándose a sí mismas, incluyendo los ejercicios específicos que les indican que deben realizar diariamente. Así que entender cómo funciona tu espalda te ayudará a deshacerte del dolor.

Los discos lumbares y las articulaciones óseas

La espina lumbar es una estructura bellamente diseñada con dos funciones primarias: movimiento y protección de la médula espinal. Está hecha de hueso, discos, ligamentos, músculos, nervios y vasos sanguíneos. La espina contiene 33 vértebras, cada una alineada encima de la otra y dividida en cinco áreas: cervical (cuello), torácica (pecho), lumbar (espalda baja), sacra (pelvis) y coccígea (hueso caudal).

- Las vértebras cervicales facilitan el movimiento en todas direcciones.
- Las vértebras torácicas sostienen la parte superior del cuerpo y permiten los movimientos hacia adelante y hacia atrás.
- Las vértebras lumbares sostienen la parte superior del cuerpo y permiten los movimientos hacia adelante y hacia atrás.
- El sacro actúa como el ancla de la espina dorsal y se encaja entre los huesos pélvicos.

Cuando vemos la espina dorsal de lado, podemos ver que no está recta, sino curveada. El cuello y la espalda baja tienen curvas que ven hacia adelante, mientras que el pecho y la espina sacra tienen curvas que ven hacia atrás (figura 1.2). Estas curvas dan espacio al

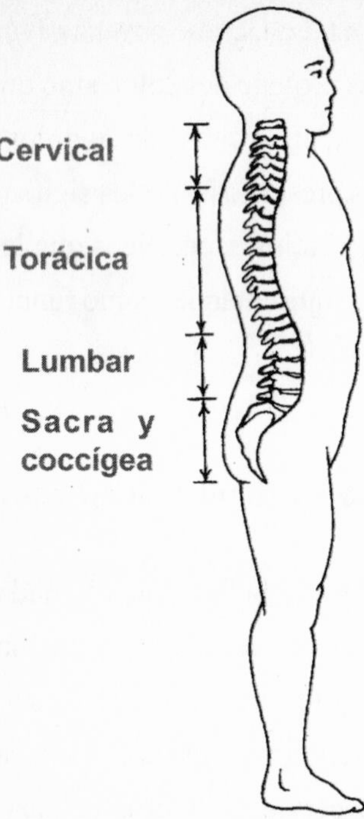

Figura 1.2 De lado puedes ver cómo funcionan las curvas de la espina dorsal para mantener tu cuerpo equilibrado de manera que la cabeza esté directamente sobre el centro de gravedad en la pelvis. Nota el equilibrio entre las curvas delanteras (lordosis) del cuello y la espalda baja y las curvas de atrás (cifosis) del pecho y la pelvis.

corazón y los pulmones en el pecho, mientras mantienen la cabeza centrada en la parte más baja del cuerpo y la pelvis. Esta posición es bien equilibrada y fuerte.

Debido a que cada sección de la espina sirve para diferentes funciones y movimientos, las vértebras en cada posición de la espina dorsal tienen diferentes formas. La espina lumbar contiene cinco vértebras numeradas de la uno a la cinco. Si su doctor se refiere a una de estas vértebras como L-4, por ejemplo, se refiere a la cuarta vértebra lumbar. Las letras asignadas corresponden a la sección de la espina.

Articulaciones de la faceta. Las articulaciones están formadas donde las vértebras se encuentran, en la parte baja y superior. Cada vértebra tiene cuatro articulaciones de la faceta, dos formadas con cada vértebra directamente encima y debajo, derecha e izquierda. La orientación vertical permite doblarse hacia adelante, en mayor grado de movimiento, y hacia atrás, en menor grado de movimiento. La estructura y orientación de las articulaciones de la faceta lumbar limitan los movimientos de giro de la espina. Las articulaciones de la faceta tienen cartílago en sus superficies, tejido de recubrimiento (sinovium) que hace el fluido de articulaciones y una cubierta para éstas, una cápsula que mantiene dentro al fluido de la articulación y juntos a los huesos.

El sacroilíaco de "él y ella". El sacro es un hueso grande triangular formado por cinco vértebras juntas encajadas entre los huesos pélvicos. La parte superior del sacro es la primera vértebra sacra o S-1. Las articulaciones del sacroilíaco están formadas entre el sacro y los huesos ilíacos. En esta parte de la espina dorsal, podemos ver diferencias anatómicas entre hombres y mujeres. En los hombres, una mayor parte del sacro está pegada al ilion y, en las mujeres, las articulaciones del sacroilíaco se ensanchan durante el parto. Estas diferencias también desempeñan un papel en el típico modo de andar que asociamos con hombres y mujeres. En los hombres, la estructura de la cadera tiende a ser estable durante los movimientos normales del caminar, mientras que en las mujeres hay un vaivén natural de las caderas. El sacro contiene el final del canal espinal y, en consecuencia, los nervios.

El cóccix. El hueso caudal, como también se conoce al cóccix, consiste en cuatro pequeñas vértebras juntas localizadas entre las partes carnosas de las nalgas. Está bien acolchonado, lo cual hace difícil que se fracture.

Por qué eres más alto en la mañana: Los discos son cojines y espaciadores

Los discos intervertebrales son los cojines que están entre los cuerpos vertebrales (huesos) y forman un tercio de la altura completa de la espina lumbar. Los discos funcionan como articulaciones universales, permitiendo el movimiento en un gran número de direcciones. Si los cuerpos vertebrales estuvieran en contacto directo uno con otro, el rango de movimiento estaría severamente limitado.

El disco se parece a una llanta de automóvil con un globo fuerte lleno de un gel espeso en el centro, en donde la llanta tiene el eje (figura 1.3). La porción externa de la llanta es el anillo fibroso, capas de fibra que se contraen o expanden, muy parecido a una trampa china para dedos. Conforme envejecemos, las fibras de sujeción se rompen y la habilidad de contener el gel en el centro del disco se ve afectada o debilitada. Si el gel se mueve más allá de la frontera del anillo fibroso, se tiene una lesión conocida como disco herniado, a menudo llamada, con poca precisión, disco deslizado.

La porción de gel del disco se puede mover hacia adelante o hacia atrás dentro de los límites de la parte "externa de la llanta". Éste se

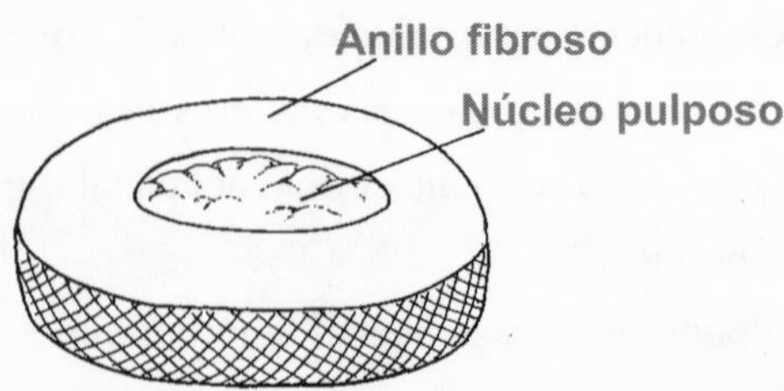

Figura 1.3 El disco espinal es muy parecido a una llanta de automóvil, con un centro como de gel rodeado por un círculo fibroso externo.

mueve en oposición al movimiento de la espina: el movimiento hacia adelante de la espina mueve el gel en la porción trasera del disco, el movimiento hacia atrás hace lo opuesto. El gel también se puede mover de lado a lado. Además de su habilidad para facilitar el movimiento, el gel sirve como un tremendo amortiguador de impactos. Si los discos estuvieran estructurados sin amortiguadores incorporados, nuestros huesos registrarían el impacto total de cada paso que diéramos y tendríamos un dolor de cabeza constante y terrible.

La habilidad de un disco para acojinar depende de qué tan bien permanece el gel lleno de agua. Al nacer, 88% del gel es agua, pero esto cambia conforme crecemos. También cambia durante el curso del día. En la noche, cuando no hay presión en los discos, el gel se hincha y somos más altos en la mañana. Conforme estamos de pie durante nuestras horas de vigilia, el peso del cuerpo comprime los discos, haciéndoles perder agua y, para el final del día, somos más bajos. El hecho de que los discos sean "más gordos" por la mañana tiene algunas implicaciones con respecto al mejor momento para hacer ejercicio. Conforme envejecemos, el gel en los discos pierde agua y se puede dañar más fácilmente con las actividades diarias.

Los discos no sólo permiten el movimiento entre vértebras, también actúan como espaciadores entre los huesos. Si miras dos vértebras y un disco de lado (figura 1.4), verás un agujero o foramen entre los pedículos de encima y abajo del disco al frente y en la faceta de la articulación, en la parte de atrás. Esto permite que los nervios salgan de la espina para satisfacer otras partes del cuerpo. Cualquier proceso de enfermedad que cierra el agujero tiene la posibilidad de causar un dolor significativo en la espalda y las piernas al ejercer presión en los nervios de salida.

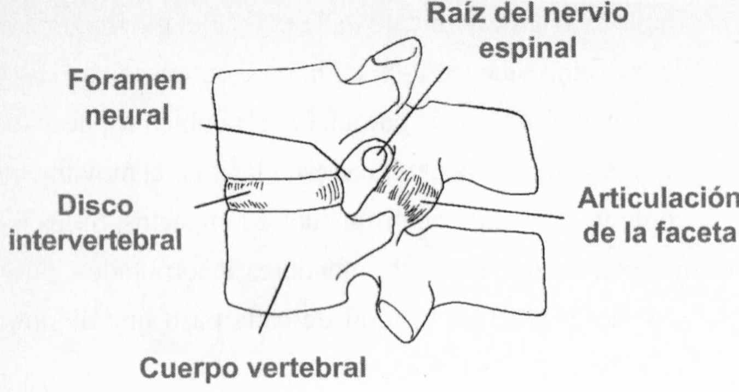

Figura 1.4 Esta vista lateral de dos vértebras y un disco muestra cómo los huesos de la espina encajan para proteger la raíz del nervio. La abertura, llamada foramen neural, permite que las raíces de los nervios pasen a través de la espina. El daño de un disco (hernia) o la degeneración de la articulación de la faceta (espolones en los huesos) pueden hacer más angosto el foramen neural, ocasionando compresión de la raíz del nervio espinal, causando dolor de espalda o piernas.

Los ligamentos son como bandas de goma

Los ligamentos son bandas fuertes de tejido que actúan como una faja o tirantes alrededor de la espina. Tanto los ligamentos frontales como los posteriores están firmemente adheridos a las superficies exteriores del hueso y del disco. La "envoltura exterior" ayuda a mantener las partes de la espina en la posición correcta. El ligamento longitudinal posterior cubre la parte trasera de los cuerpos vertebrales desde la cabeza hasta la pelvis y forma la superficie frontal del canal espinal. Se hace más angosto conforme va hacia abajo de la espina y es de la mitad de su ancho original cuando alcanza la espina lumbar por eso su habilidad para sostener los discos se ve debilitada. Esta es la razón por la cual el área lumbar es donde ocurre la lesión de discos con más probabilidad.

Hay otros ligamentos de la espina y todos mejoran la estabilidad e impiden el movimiento excesivo de ésta. Los ligamentos actúan como bandas de goma fuertes y gruesas con algo de flexibilidad, pero no demasiada. Su función es dar soporte al tiempo que limitan el movimiento. Los ligamentos con fibras más elásticas se mueven más que los que no las tienen. Como parte del mecanismo para dar cabida al parto, las mujeres tienen más fibras elásticas que los hombres. En ambos sexos, todas estas estructuras pierden elasticidad y se vuelven rígidas con la edad, una de las razones por las que perdemos movilidad conforme los años se acumulan.

Los músculos de la espalda no son los más fuertes que tenemos

Los músculos de la espalda están entre los músculos más débiles para el tipo de trabajo que realizan, pero desempeñan un papel esen-

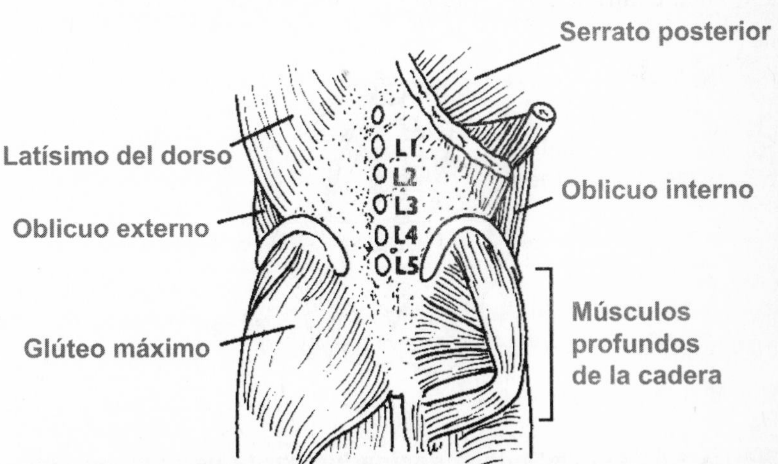

Figura 1.5 Si miras la espina lumbar por atrás, puedes ver los músculos superficiales de la espalda baja a la izquierda y los más profundos a la derecha.

cial en el movimiento de la espina lumbar, al igual que para mantener una postura normal (figura 1.5). Un gran número de músculos de la parte frontal del abdomen y que rodean la espina también desempeñan un papel importante tanto en el equilibrio como en el movimiento de la espalda baja. El músculo más grande, pero no necesariamente el más fuerte, va de la base del cráneo al sacro. Este músculo jala la espina hacia atrás y hacia un lado. Otros músculos más pequeños permiten que la espina se doble hacia un lado y lleve a cabo movimientos de giro. El psoas es un músculo fuerte que conecta la espalda baja con el muslo (figura 1.6).

Aunque no son oficialmente parte de la espalda baja, los músculos en la parte frontal y a los lados del abdomen, las nalgas, los muslos, las corvas y las pantorrillas desempeñan todos un papel para dar equilibrio a la espina. Los músculos abdominales, incluyendo el recto del abdomen (el que se ve como dos columnas de rectángulos en la parte de enfrente de los fisicoculturistas), tienen dos fines principales. Doblan la espina hacia adelante y también empujan los órganos del abdomen contra la parte frontal de la espina, dando soporte de este

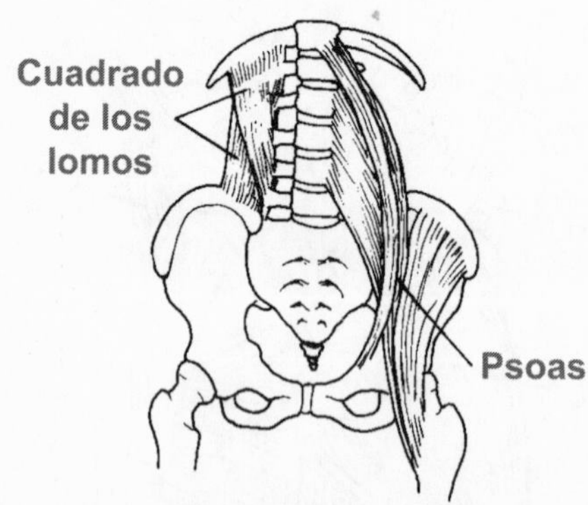

Figura 1.6 Esta vista de la espina lumbar te permite ver cómo tus músculos ayudan a la espina a moverse. Puedes doblarte hacia adelante con ayuda del músculo psoas y hacia los lados con el cuadrado de los lomos.

modo. Los músculos en las nalgas, muslos y corvas necesitan ser flexibles para permitir la rotación a la altura de la cadera. Si estos músculos están rígidos, el movimiento normal de la espina se ve limitado, lo que entonces puede traer como resultado dolor en la espalda baja.

Todos los músculos de la espalda baja están cubiertos por fascia, una membrana que se asemeja a una envoltura plástica y que rodea los músculos individuales y los conecta con músculos vecinos. Una capa de fascia corre sobre la porción principal de la espina lumbar, justo debajo de la piel. Esta "envoltura plástica" mejora la función de los músculos que se contraen y, aunque es elástica, no se contrae como los músculos. El tejido fascial está provisto de nervios y si se estira o rasga, con o sin daño para el músculo subyacente, puede causar dolor.

Nervios: el sistema de comunicación de dolor de tu cuerpo

El papel del sistema nervioso en la espalda baja es particularmente complejo porque éste, por sí mismo, es muy asombroso y mucho más complejo que cualquier software de computadora. Sin embargo, es esencial tener un conocimiento básico de la anatomía del sistema nervioso para entender los patrones específicos de dolor que se asocian con el dolor de espalda.

La médula espinal es el nervio principal del canal espinal y constantemente está enviando mensajes de ida y vuelta del cerebro a las diversas partes del cuerpo. Por ejemplo, mover el dedo gordo del pie comienza con las señales eléctricas que se transmiten por la columna del nervio motor de la médula y a través del músculo en la parte baja de la pierna que levanta el dedo. Señales de los nervios de tu dedo gordo vuelven a subir a través de una columna sensorial diferente en tu médula espinal y reportan al cerebro que el trabajo ha sido realizado. Tu dedo se movió.

La médula espinal también tiene funciones de reflejo o involuntarias, que están controladas por un solo nivel en la médula espinal y no requieren intervención por parte del cerebro. Digamos que tu dedo gordo se estrella contra una piedra. Los nervios sensoriales del dolor envían una señal a la columna sensorial de tu médula espinal para reportar una lesión. Tu nervio sensorial envía una señal de moverse al nervio motor al mismo nivel en tu médula espinal. Entonces, a través de acción por reflejo, tu pie rápidamente se aparta de la piedra.

En condiciones normales, no puedes medir el tiempo entre el tropiezo y la retirada porque la secuencia completa es más rápida que la fracción de segundo que te toma musitar "¡ay!". Este reflejo requiere que los nervios sensoriales y motores trabajen juntos en un solo nivel de la médula espinal. Si un nervio espinal se comprime cerca del canal espinal, el reflejo asociado con ese nervio puede no funcionar.

La raíz del nervio, como se mencionó antes, pasa a través de un agujero en la vértebra (el foramen) y ocupa un tercio del espacio disponible. El resto del espacio contiene vasos sanguíneos, tejido conectivo y el nervio sensorial para la espina misma, el nervio sinuvertebral. Las funciones sensorial y muscular están separadas en la raíz nerviosa y las fibras sensoriales se ven afectadas primero cuando un nervio se comprime. Esta es la razón por la cual sientes dolor antes de perder fuerza. El L-5 es la raíz nerviosa más larga y está albergada en el foramen lumbar más pequeño, de modo que es la más vulnerable a la compresión.

Las señales nerviosas están interconectadas unas con otras y se esparcen por todas partes, haciendo que sea difícil encontrar la fuente exacta de dolor. El dolor viaja. Imagina a los nervios como cables de una red de computadoras que coordinan función y sensación (figura 1.7). Un solo nervio espinal atiende las articulaciones de la faceta, los músculos y la piel de la espalda, y los músculos, hueso y piel de la pierna. Cuando el nervio se irrita cerca del foramen neural, se envía una señal reportando una lesión. Cualquier estructura en esa red, aunque no esté dañada, puede doler en respuesta a la lesión al nivel de la espina. Una sensación desagradable experimentada lejos de la ubicación original de la lesión se llama dolor reflejo. Las personas que sufren de dolor de espalda y síntomas relacionados con éste, con frecuencia se sorprenden por ejemplo, de que la espina sea de hecho la fuente del entumecimiento de sus pies.

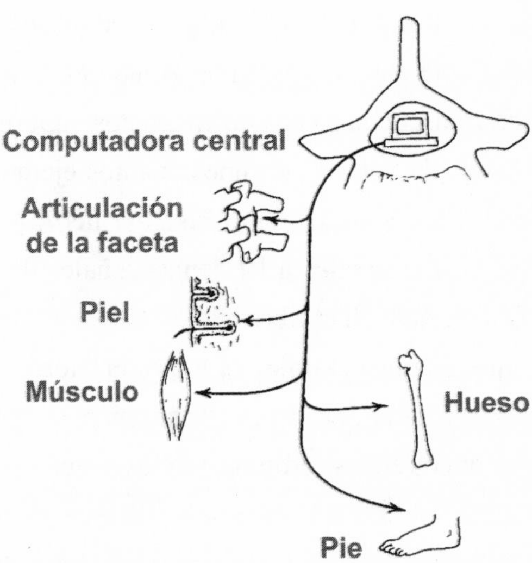

Figura 1.7 Un nervio espinal es una red de computadora. Una lesión en una parte del sistema puede afectar la red aun lejos de la computadora principal.

CÓMO FLUCTÚA TU UMBRAL DEL DOLOR

Si estás sometido a niveles de estrés en aumento, serás más sensible al dolor. Tu umbral del dolor será más bajo. Digamos que tu dedo gordo tropieza con la misma fuerza una mañana de lunes y un viernes por la tarde. El lunes estás descansado después de un fin de semana agradable. Te la pasaste maravillosamente y te sientes bien. El dedo que tropezó no te duele mucho. El viernes, estás exhausto por todas las decisiones que tomaste durante la semana. Las personas del servicio no han venido a arreglar el fax, dos miembros del personal tienen gripa y no fueron a trabajar y la fecha límite para entregar el proyecto es la semana siguiente. Estrés es tu segundo nombre. Tu dedo gordo tropezó con tu escritorio y piensas que el pie se te va a caer. El dolor es intenso. La misma lesión se siente con una intensidad de dolor diferente.

Las señales de dolor hacia el cerebro y su percepción se pueden modificar por un gran número de mecanismos. Acupuntura, masaje, estimulación eléctrica transcutánea (EET) o magnetos superficiales sostenidos por envolturas de velcro, son unos cuantos ejemplos de terapias que introducen sensaciones en el sistema nervioso para modificar señales que son diferentes a las lentas señales de dolor. Llegaremos a eso más adelante en el libro.

Otro mecanismo que bloquea el dolor es la producción corporal de sus propios analgésicos, las endorfinas. Esos químicos se adhieren a los receptores de narcóticos en los caminos nerviosos que bloquean la transmisión de las señales de dolor. La liberación de estas endorfinas se puede lograr de varias formas, como con el ejercicio regular. Una actitud positiva y una reducción de estrés también pueden liberar endorfinas. La creencia de que un buen resultado es producto de una interacción puede tener efectos benéficos en el proceso de curación, en parte mediante la liberación de endorfinas.

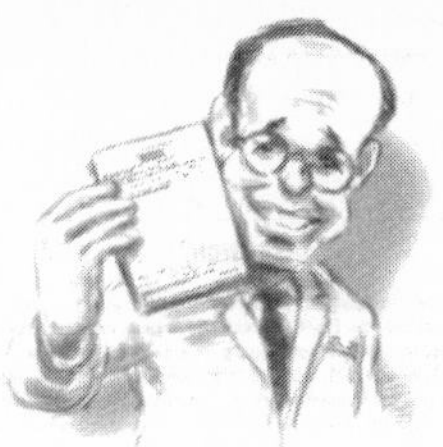

RESUMEN DE PRESCRIPCIÓN DEL DOCTOR BORENSTEIN

- 90% de los dolores de espalda tienen un origen mecánico.
- El dolor de espalda mecánico es el resultado del uso excesivo o el envejecimiento.
- "Banderas rojas" de fiebre, dolor nocturno, rigidez matutina prolongada, dolor de huesos o calambres, identifican enfermedades crónicas que causan el dolor de espalda.
- Tu espina lumbar tiene cinco vértebras (L1 a L5) y discos sostenidos por ligamentos y músculos.
- Tu médula espinal es el centro de comunicación para transmitir impulsos de dolor y mensajes entre el cuerpo y el cerebro.
- El dolor viaja: una lesión en una estructura, como una articulación, puede causar dolor en otra estructura, como un músculo conectado a la misma red nerviosa.
- Tu percepción del dolor puede variar por muchas razones, entre las que se encuentra tu nivel de estrés.
- Cuando tu espalda está débil tienes mayor riesgo de padecer una lesión. El músculo principal que da soporte a tu espalda baja está entre los más débiles de tu cuerpo.

2
Trabajando con tu médico

Tu médico necesita una perspectiva completa de ti y de tu dolor de espalda, antes de que pueda llegar al fondo del problema. Cuando le refieras tu historial y te haga el examen físico, cualquier hecho puede ser la clave que resuelva el rompecabezas de tu dolor de espalda. Es más, la mayoría de los diagnósticos se establecen durante la parte de la revisión del historial en el examen. El resto del proceso identifica el diagnóstico correcto de una variedad de posibilidades desarrolladas por la descripción que hiciste de tu dolor de espalda.

Tu edad y sexo, naturalmente, son importantes para un diagnóstico correcto. Por ejemplo, se presentan más discos herniados entre los 25 y los 45 años. A la inversa, aproximadamente 80% de las personas con cáncer en la espina tienen entre 50 años o más. Los hombres padecen dolor de espalda con más frecuencia que las mujeres y algunos se pueden explicar por la exposición causada por su ocupación o porque realizan trabajos físicos más severos. Algunos desórdenes suceden exclusiva o predominantemente en mujeres, como el dolor de espalda durante el embarazo y la osteoporosis. (Los hombres también corren el riesgo de padecer este adelgazamiento de los huesos, pero el riesgo es mayor en las mujeres posmenopáusicas.)

El historial que proporciones es la parte más importante del proceso de diagnóstico. Entre más completa sea la información, mayor es su valor. Cada paso siguiente se usa para confirmar las ideas, incluso las corazonadas reveladas durante el historial médico. La primera parte de tu historial, la queja principal, es tu descripción de lo que te llevó al médico. En la mayoría de las circunstancias, la queja es "tengo un dolor en la espalda". Otra queja frecuente es "tengo un dolor en la espalda que corre hasta la pierna y el pie". Tu descripción guía las preguntas del médico.

Referir tu historial te permite describir aquellos eventos que consideras más importantes para explicar la evolución de tu dolor de espalda. Tu médico puede hacer preguntas o no, conforme avanzas en tu narración. Un médico puede interrumpir para preguntar si un punto en particular es esencial para diferenciar entre varias posibilidades de diagnóstico. Por ejemplo, puede que te pregunten: "¿El dolor que baja por tu espalda va hasta tu dedo gordo del pie o hasta el meñique?"

Ayúdate y ayuda a tu médico reuniendo lo que piensas sobre tu dolor de espalda y organizando la descripción de tus síntomas y las preguntas que quieres hacer. Tal vez puedes almacenar información en la cabeza, pero escribirla resulta más útil. Al pensar cuidadosamente en tu dolor de espalda, tendrás la información necesaria organizada para iniciar el proceso de diagnóstico. También, lleva una lista de tus medicinas (o las medicinas actuales) y los nombres y direcciones de tus otros médicos.

PREGUNTAS PARA AYUDARTE A ENCONTRAR LA CAUSA DEL DOLOR

¿Cuándo comenzó el dolor?

Un ataque agudo de dolor de espalda se asocia más de cerca con un episodio específico de trauma de la espina, como levantar una bolsa pesada de comestibles del asiento trasero del auto. En contraste, las enfermedades sistémicas causan dolor que es gradual al inicio. Las personas con artritis inflamatoria de la espina (espondiloartropatía) pueden haber tenido rigidez en la espalda durante seis meses o más cuando se les evalúa por primera vez por sus síntomas espinales.

¿Cuánto dura y qué tan a menudo se presenta?

Los episodios iniciales de dolor mecánico en la espalda baja se resuelven en cuestión de días. Con episodios sucesivos, la duración del dolor aumenta a una semana y luego a un mes; los episodios pueden ser intermitentes con el tiempo. La frecuencia del dolor sigue a la exposición al medio ambiente, como sacar la nieve a paletadas en el invierno o varias horas de quitar las malas hierbas del jardín durante el verano.

Para dolor médico de la espalda baja, la característica más importante es la duración, no la frecuencia. En oposición a la corta duración del dolor mecánico de la espalda baja, el dolor médico es más persistente. Puede durar meses, con variación mínima en la molestia.

¿En dónde se localiza y en qué otra parte lo sientes?

La mayoría de los dolores de espalda baja se localizan entre la costilla más baja y las nalgas, donde la curva espinal (lordosis) es mayor. Con frecuencia, el dolor comienza en uno de los lados de la espina y rápidamente se esparce a lo largo de la espalda baja. La parte carnosa de la espalda se ve afectada con mayor frecuencia que los mismos huesos.

En ocasiones, el dolor estará presente en ambas partes de la espina, cerca de los "hoyuelos" justo encima de las nalgas, sobre las uniones del sacroilíaco. A veces, la ubicación y radiación del dolor es muy difícil de describir porque es un dolor reflejo, es decir, viene de alguna otra parte (ver capítulo 1). El dolor se puede mover de lado a lado, o arriba y debajo de la pierna. Sin embargo, los hechos más importantes son en dónde comenzó el dolor y qué tan lejos se esparció.

¿Qué hace que el dolor mejore o empeore?

Los desórdenes mecánicos de dolor de espalda baja mejoran en descanso y empeoran con ciertas actividades. Las lesiones musculares se agravan con el estiramiento y se alivian cuando el músculo está en descanso y, en consecuencia, encogido en cuanto a longitud. Esta posición de descanso permite que la cura tenga lugar. Por ejemplo, un hombre de 32 años que cargó una caja pesada de papeles experimentó un ataque inmediato de dolor en el lado derecho de la espalda baja. Su dolor aumentaba con cualquier movimiento de la espina hacia adelante (flexionado) o al lado izquierdo. Estos movimientos estiraban los músculos lesionados del lado derecho de su espina, con lo que intensificaban el dolor. Estaba más cómodo cuando descansaba en cama o de pie con una inclinación hacia el lado derecho.

Cualquier cosa que aumente la presión en los discos aumentará también la compresión de los nervios espinales. Si tienes un disco herniado, tendrás un aumento de dolor al sentarte, estornudar, toser o al tener un movimiento intestinal. La presión en los discos se reduce cuando estás de pie.

Si sientes más dolor de espalda al estar de pie, entonces puede que tengas artritis en las articulaciones de la espalda. Probablemente tienes menos dolor cuando estás sentado. Cuando se presenta un dolor de piernas al estar de pie, el diagnóstico más común es estenosis espinal. Caminar una distancia se puede asociar con dolor de piernas. Si te sientas o descansas contra una estructura con la espina doblada hacia adelante, tu dolor de piernas disminuye.

Los factores que alivian y agravan el dolor médico de la espalda baja son más complicados. La artritis inflamatoria puede ser más dolorosa cuando no te estás moviendo y puede que duela menos al caminar, doblarte o estirarte. Otras personas con dolor médico en la espalda baja sufren un severo dolor a menos que se queden inmóviles. También pueden tener otros síntomas de una enfermedad seria como fiebre, escalofríos o pérdida de peso (recuerda esas banderas rojas).

¿En qué momento del día o de la noche se presenta?

Los desórdenes sistémicos como la artritis inflamatoria son más sintomáticos durante el sueño o muy temprano por la mañana cuando te levantas de la cama. La rigidez y el dolor mejoran con movimientos normales conforme avanza el día. En oposición, las personas con tumores en la espina tienen un dolor que aumenta cuando se acuestan planas sobre la cama. Por lo general, se sientan en una silla para dormir o puede que caminen un poco para aliviar su dolor.

Los desórdenes mecánicos se vuelven más sintomáticos con la actividad y el mayor dolor tiene lugar al final del día.

¿Cuál es la cualidad e intensidad?

Para describir el dolor se usa una amplia variedad de términos. Los desórdenes de la piel causan dolor local como de quemadura en la superficie del cuerpo. Los desórdenes de los huesos, articulaciones, músculos y ligamentos ocasionan un dolor profundo, apagado, que es más intenso en el sitio involucrado. Un dolor como calambre se asocia con la contracción refleja de un músculo lesionado o de un músculo contraído crónicamente para proteger una parte lesionada de la espina lumbar, como una articulación de faceta.

El dolor por compresión de nervios (dolor radicular) tiene una cualidad aguda, punzante, quemante, que sigue a la molestia del nervio comprimido. Este tipo de dolor se asocia con la ciática, compresión del nervio ciático. Otras formas de dolor en los nervios se presentan con trauma directo al nervio, o secundario a los cambios en el metabolismo del nervio, una situación asociada con la diabetes. Esta forma de dolor tiene un componente de hormigueo y de presión que no se ve afectado por la posición física del cuerpo, pero se intensifica al tocar la piel que suministra el nervio. La severidad del dolor puede continuar incluso después de que el estímulo se ha ido.

Las piedras en los riñones causan un intenso dolor recurrente que sube rápidamente a su máxima intensidad de 20 a 30 segundos, dura de uno a dos minutos y luego se resuelve rápidamente. Un dolor palpitante se asocia con desórdenes de los vasos sanguíneos. Una sensación de rasgadura es un signo potencial de lesión en los vasos sanguíneos que puede causar pérdida de sangre hacia las estructuras de las extremidades bajas.

¿Quién más en tu familia lo padece?

La mayoría de los desórdenes de la espina lumbar no son genéticos. Sin embargo, las hernias en los discos y la ciática que se presentan en muchos miembros de una familia sugieren una relación entre el dolor de tu espalda y pierna y las características familiares. El grupo de enfermedades conocidas como artritis inflamatoria de la espina (espondiloartopatías) tiene una predisposición genética y una prueba puede determinar si estás en riesgo de padecerla. Entonces, menciona esos desórdenes a tu médico como parte de tu historial familiar.

¿Cómo afectan tu trabajo y tu estilo de vida?

Tu profesión puede determinar tu riesgo de desarrollar dolor de espalda. Dejando de lado otros factores, levantar objetos pesados en tu trabajo se suman al riesgo de desarrollar dolor mecánico de la espalda baja. Un ataque de dolor en el trabajo tiene implicaciones potenciales para calificar la compensación del trabajador. Asegúrate de decir a tu médico si ves una relación entre tu trabajo y tu dolor de espalda. Si te sientas todo el día frente a una computadora, puede que desarrolles dolor en la espalda baja y últimamente se ha hablado mucho sobre ergonomía, sillas especiales y plantillas para el *mouse*. (Ve mis Preguntas Frecuentes de la Escuela de la Espalda para información sobre sillas.)

Fumar tabaco y beber alcohol están implicados en la osteoporosis, pues debilitan los huesos en tu espina. (El alcohol puede limitar también el uso de ciertos medicamentos empleados para controlar el dolor y la inflamación). Piensa en la forma en que tu dolor de espalda afecta las actividades y relaciones que tienes con las personas importantes de tu vida. Tal vez eres incapaz de participar en tu liga de boliche o basquetbol o de bailar swing. El dolor de espalda a menudo tiene un efecto nocivo en las relaciones sexuales. Cuando un movimiento simple aumenta tu dolor es difícil disfrutar del sexo. Discute honestamente con tu médico estas dificultades sociales y personales para que pueda ayudarte.

Historial médico pasado y presente

Tu historial médico necesariamente tiene que ver con enfermedades pasadas y actuales. Por ejemplo, una historia de cáncer puede tener mucha importancia en la detonación de un nuevo dolor de espalda. Una lesión anterior, como resbalarte y caer en hielo, puede ser el hecho que inicie el desarrollo de un disco herniado. Una historia de diabetes aumenta el riesgo de desarrollar irritación de los nervios (neuropatía) que causa dolor de espalda y de piernas. La psoriasis e inflamación de los intestinos están asociadas con artritis inflamatoria de la espina. La inflamación de los ojos también se puede ligar con desórdenes de la espalda. Enfermedades como la hipertensión pueden limitar el uso de ciertos medicamentos por los efectos colaterales. Alergias a medicinas o al medio ambiente también se deben mencionar.

EL EXAMEN FÍSICO

Una vez que tu narración sobre el dolor y tus historias médica y familiar se hayan obtenido, pasarás a la segunda parte del proceso de diagnóstico: el examen físico de tu espalda baja. Cada médico tiene sus propios métodos para este examen, pero a continuación está lo que yo busco.

ESCOLIOSIS

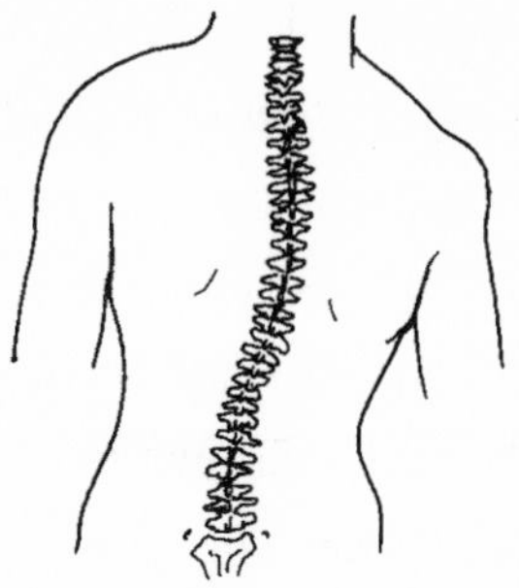

Figura 2.1 La escoliosis ha curveado la espina hacia la derecha en la región torácica y hacia la izquierda en la parte baja de la espalda. Nota que el hombro izquierdo está más alto que el derecho. Cuando la persona se dobla hacia adelante, el omóplato izquierdo será más prominente que el derecho. Esta anormalidad estructural afecta a las jovencitas y se trata con más efectividad cuando se identifica tempranamente.

CIFOSIS

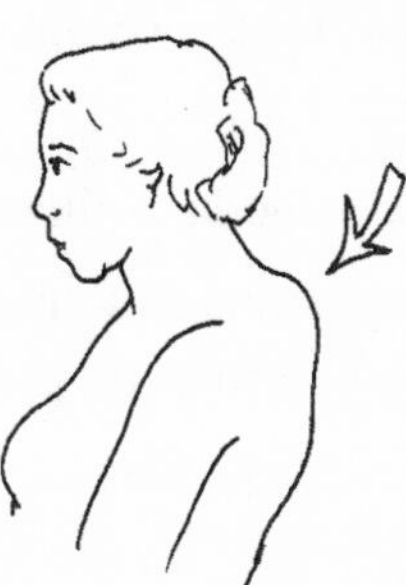

Figura 2.2 La cifosis, una protuberancia prominente entre los omóplatos, empuja la cabeza hacia adelante.

Examen de la espina lumbar

Tu médico examinará tu espina dorsal mientras estás de pie, sentado o acostado boca abajo para descubrir cualquier anormalidad. La curvatura de la espina (escoliosis) se asocia con la elevación de cualquiera de los hombros y se descubre mejor cuando se está de pie (figura 2.1). Inclinar la pelvis mostrará desigualdad en el largo de las piernas. De ese lado, es fácil notar una posición de la cabeza hacia adelante con una protuberancia adherida del cuello al pecho, que se conoce como joroba de Dowager o curva trasera pronunciada de la espalda, *cifosis* (figura 2.2). Las características de la mala postura también se ven mejor de lado. Por ejemplo, si tienes un abdomen prominente, es un signo de músculos abdominales débiles y tendrás una curva lumbar más pronunciada o hiperlordosis.

Tu médico te tocará la espalda ejerciendo diversos grados de presión para detectar una contracción muscular pronunciada o espasmo. Los músculos de la espalda en descanso se pueden comprimir con presión leve porque son suaves y móviles. Los músculos en espasmo se sienten tensos y firmes al tocarlos y pueden estar suaves cuando se les palpa directamente. Más comúnmente, mover el músculo tenso aumenta el dolor.

Te comprimirán ambos lados de la espina para examinar la simetría de la contracción muscular. En la posición vertical en descanso, el espasmo en uno de los lados de la espina lumbar se puede detectar mientras el otro lado de la espina está normal. Esta asimetría de la contracción muscular ayuda a identificar la ubicación de la lesión original, con mayor frecuencia en el músculo o la fascia.

Rango de movimiento y ritmo

Las pruebas del rango de movimiento nos pueden decir mucho. Por ejemplo, si tu dolor de espalda aumenta cuando te doblas hacia atrás puede que tengas artritis de las articulaciones de la faceta (figura 2.3). El dolor en los muslos también puede ser un indicador de anormalidades en órganos localizados en la espalda del abdomen. Te pedirán que te dobles hacia adelante estando de pie, que te dobles a ambos lados, hacia atrás y que gires las caderas. (El rango total de movimiento de la espina no siempre es tan importante como el ritmo natural de movimiento.)

Una espina lumbar lesionada tendrá un rango de movimiento limitado porque los músculos se endurecerán para protegerla. La espina lumbar no tendrá una curva normal al estar de pie, ni la curva lumbar reversa. El movimiento de la espina hacia adelante estará severamente limitado. Si la lesión de la espina es unilateral, la espina estará inclinada al lado en que los músculos en espasmo estén encogidos. También puede que haya una habilidad limitada para doblar

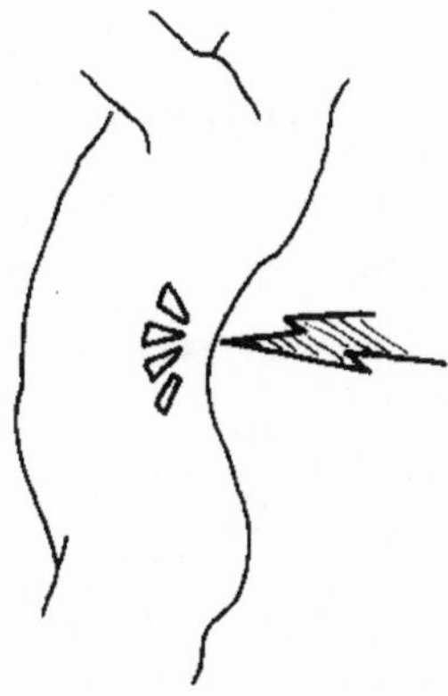

Figura 2.3 Doblar la espina lumbar hacia atrás se denomina extensión.

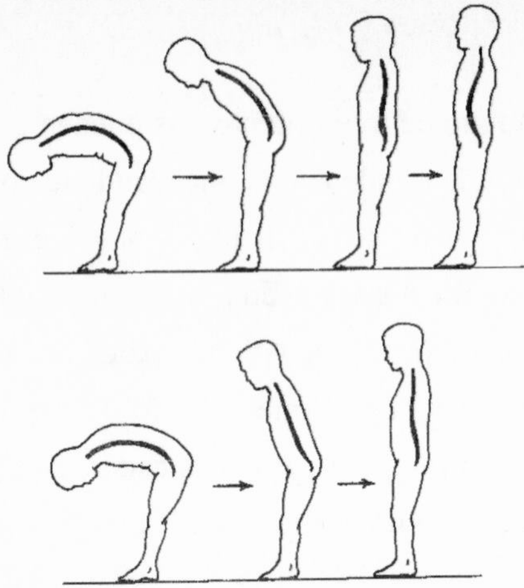

Figura 2.4 Normalmente, doblarse hacia atrás y rotar simultáneamente la cadera (panel superior) es un movimiento fluído y sin esfuerzo. Sin embargo, cuando tienes dolor de espalda, el movimiento es anormal (panel inferior) y consiste en rotar la cadera y doblar las rodillas. El movimiento es dudoso y agotador.

las rodillas (flexión), lo cual es el resultado del endurecimiento de las nalgas y los músculos de las corvas en la parte trasera de los muslos.

Cuando te doblas y regresas a una posición vertical, el movimiento puede revelar información sobre las estructuras dañadas que están causando dolor. Normalmente, primero se rotan las caderas y la espina baja, de estar doblada hacia adelante, se dobla hacia atrás. Cuando una lesión afecta a la espina, ésta se dobla primero hacia atrás y al doblar las rodillas y rotar las caderas establece la posición vertical. (figura 2.4).

Al doblarte hacia un lado se estiran los músculos del lado opuesto de tu espina y se comprimen las articulaciones espinales en el mismo lado del movimiento. El dolor justo hacia el lado de la línea media del mismo lado del movimiento sugiere irritación de la articulación de la faceta a nivel de la espina. El dolor por compresión de la articulación de la faceta puede difundirse hacia la pierna o el pie. Una sensación de estiramiento con dolor en el lado opuesto del movimiento sugiere una lesión muscular con espasmo (figura 2.5).

Probando los músculos y los reflejos

Cuando estás acostado de espaldas en la mesa de auscultación, puede que tu médico te levante la pierna. Esta maniobra pone tensión en tu nervio ciático (figura 2.6), de manera que si hay compresión del nervio, tu dolor de pierna empeorará con esta prueba. Si el dolor no está en tu pierna, sino en la parte baja de tu espalda o nalgas, sugiere un problema en las articulaciones o músculos sin irritación del nervio. El médico puede doblar tu rodilla y rotar tu pierna de lado a lado mientras estás apoyado de costado. Este movimiento examina la integridad de tu cadera por que la artritis en ésta causa dolor en la ingle y las nalgas.

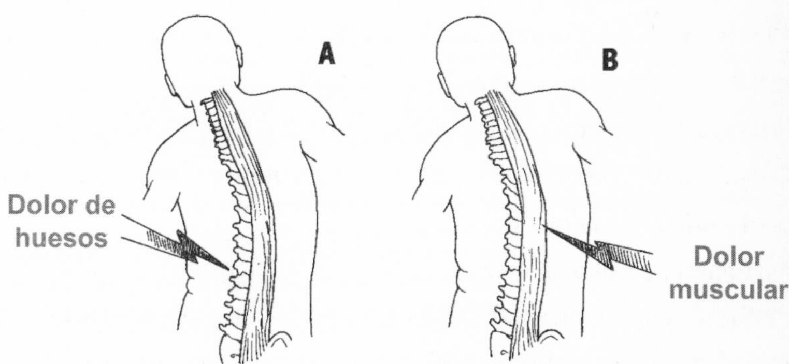

Figura 2.5 Cuando el dolor está en el mismo lado (A) que la dirección del movimiento, se asocia con dolor de huesos causado por enfermedad de la articulación de la faceta. El dolor en el lado opuesto de la dirección del movimiento (B) se asocia con lesión muscular.

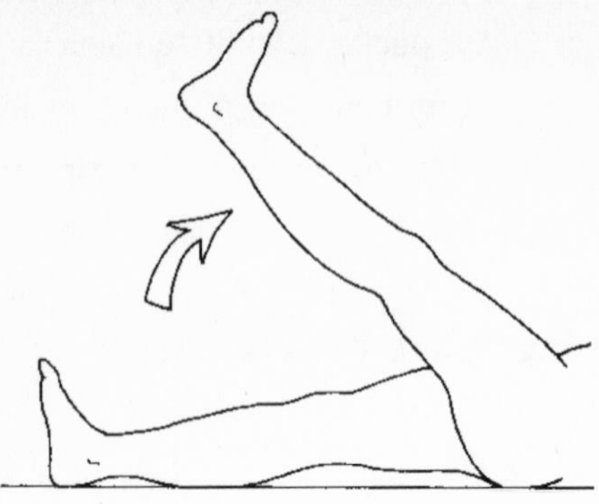

Figura 2.6 Al levantar la pierna recta, estiras el nervio ciático. En esta posición, el dolor que se difunde hacia abajo de la rodilla puede indicar un disco herniado.

El examen sensorial y reflejo se hace cuando estás sentado con las piernas colgando. El médico te tocará las dos piernas con un alfiler o un diapasón y te pedirá que señales la diferencia en la sensación. Esto ayuda a encontrar cuál nervio está causando adormecimiento. El adormecimiento entre las piernas se asocia con desórdenes de las raíces del nervio sacro más bajo. Golpearte la rodilla y la parte de atrás del tobillo con un martillo de goma es otra prueba de reflejos. La ausencia de reflejo en la rodilla, por ejemplo, corresponde a una anormalidad de la raíz del nervio L-4.

Ponerte de puntas diez veces seguidas determina una diferencia de fuerza en los músculos de las corvas. Caminar sobre los talones examina el vigor de los músculos de tu espinilla y del dedo gordo del pie. Una flexión profunda de las rodillas examina la fuerza de todos tus músculos de las extremidades bajas (figura 2.7).

Otras pruebas

Un examen musculoesquelético enfocado se concentrará en la espina lumbar y puede que no evalúe otros puntos del sistema esquelético. Sin embargo, si tienes dolor de articulaciones en otras áreas, entonces es apropiado examinar todas las articulaciones.

Además de las articulaciones, otros sistemas de órganos pueden ser evaluados si el historial médico ha identificado desórdenes específicos como una falla del corazón o úlceras gastrointestinales. Un examen rectal puede ser necesario si se ha presentado pérdida del control de los intestinos con el dolor de espalda. Este examen también es apropiado para determinar el estado de la próstata en un hombre con dolor de espalda persistente.

El historial y el examen físico con frecuencia son todo lo que necesitamos para determinar la causa de un ataque de dolor de espalda. Los exámenes adicionales son innecesarios antes de comenzar la terapia. Sin embargo, rayos X y análisis de sangre corroboran potencialmente la impresión inicial obtenida a lo largo de la evaluación médica. (El siguiente capítulo esboza lo que estos exámenes pueden hacer y lo que no.)

MÉDICOS Y PROFESIONALES DE LA SALUD QUE TRATAN EL DOLOR DE ESPALDA BAJA

Yo soy reumatólogo. La reumatología es una subespecialidad de la medicina interna que tiene que ver con el tratamiento de pacientes con artritis o cualquier desorden en los huesos, articulaciones o músculos. Prescribimos medicamentos antiinflamatorios no esteroides (medicamentos como la aspirina, relajantes musculares y fisioterapia. Para

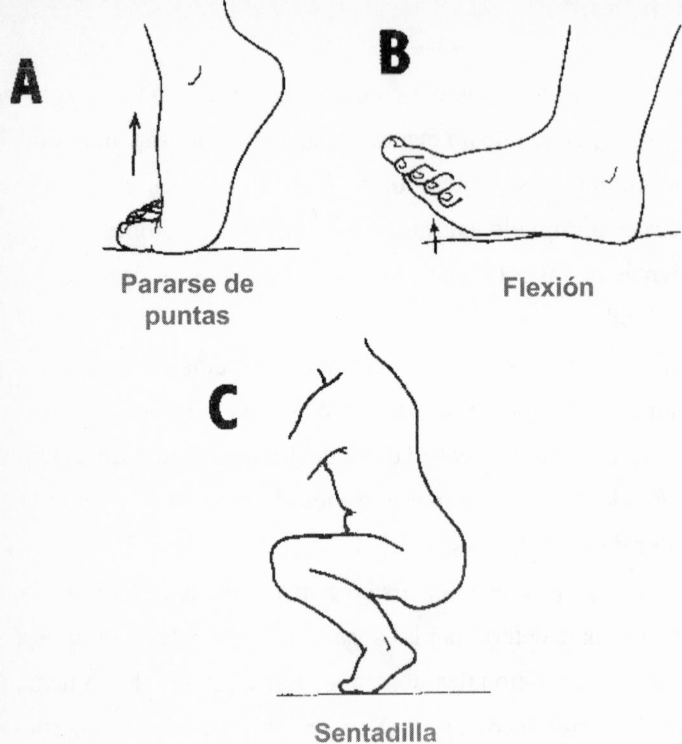

Figura 2.7 Estas tres pruebas miden la fuerza de la pantorrilla (A), espinilla (B) y muslo (C).

encontrar un reumatólogo en donde vives, ya sea un médico alópata u osteópata, revisa en tu Fundación de Artritis local o en el *American College of Rheumatology* (Colegio Norteamericano de Reumatología).

Varios médicos y otros profesionales de la salud atienden pacientes con dolor de espalda:

- Internista o médico familiar: médico alópata u osteópata que es un profesional del cuidado primario y que atiende necesidades de salud generales, incluyendo terapia general de la espalda.

- Neurólogo: médico alópata u osteópata especializado en el diagnóstico y tratamiento de desórdenes nerviosos; este médico tiene habilidades especiales en el diagnóstico de anormalidades nerviosas, incluyendo pruebas de electrodiagnóstico.
- Fisiatra: médico alópata u osteópata especializado en la rehabilitación de los sistemas nervioso y musculoesquelético, ofrece habilidades especiales en pruebas de electrodiagnóstico, métodos de ejercicio y apoyos para el cuerpo.
- Cirujano ortopédico: médico alópata u osteópata especialista en cirugía del sistema esquelético, incluyendo la espina.
- Neurocirujano: médico alópata u osteópata especializado en cirugía del sistema nervioso, incluyendo la espina.
- Fisioterapeuta: con registro o maestría está especializado en usar ejercicio y métodos físicos para aliviar el dolor y restaurar la función.
- Quiropráctico: usa ajustes físicos y movilización para tratar desórdenes espinales.
- Especialista en acupuntura: profesional de la salud que coloca agujas en varios puntos del cuerpo para desbloquear energía y tratar desórdenes de la espina.
- Terapeuta de masajes: especialista con licencia para dar masajes que usa el masaje terapéutico de los músculos para mejorar desórdenes musculoesqueléticos.

Elige al especialista que te atenderá dependiendo de tu problema de espalda específico, pero siempre comienza con tu médico general o reumatólogo. Consulta a un cirujano si tienes debilidad muscular o si la terapia médica ha fallado.

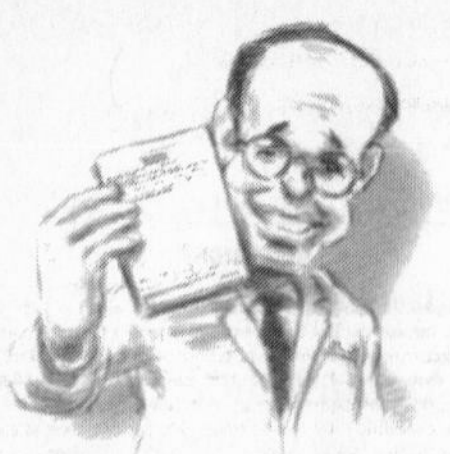

RESUMEN DE PRESCRIPCIÓN DEL DOCTOR BORENSTEIN

- La parte más importante de la evaluación de la espalda es tu propio historial médico y de estilo de vida completos.
- El carácter específico del dolor de espalda define su origen.
- El examen físico identifica anormalidades de movimiento, sensación, fuerza muscular y reflejos normales.
- La mayoría de las evaluaciones de espalda no requieren rayos X adicionales ni análisis de sangre.
- Tu médico general o reumatólogo puede comenzar la evaluación de tu espalda y ofrecer referencias apropiadas si se necesita terapia adicional.

3
Lo que pueden y no pueden decirte las pruebas de diagnóstico

Cuando llegan a mi consultorio nuevos pacientes, siempre tomo sus gráficas del fólder de plástico que está en la puerta de la sala de auscultación. Este fólder también puede contener un sobre grande de rayos X o estudios de resonancia magnética de imágenes (RMI) de la espina lumbar. Examino cuidadosamente la gráfica para familiarizarme con el paciente que estoy por conocer, pero no abro el sobre grande ni estudio los resultados de los exámenes.

Después de presentarme, pido a los nuevos pacientes que me cuenten la razón por la cual concertaron una cita. Por lo general, responden mencionando su dolor de espalda, luego preguntan si he examinado los rayos X y los resultados de la RMI que trajeron. Invariablemente, veo su decepción cuando les digo que no he visto sus exámenes. Esta decepción es comprensible porque se han tomado la molestia de dar la información y creen que están siendo "buenos pacientes". Sin embargo, hay un método en lo que podría parecer locura. Los pacientes finalmente entienden mi manera de pensar cuando explico por qué me gusta escuchar sobre sus problemas y examinarlos primero antes de revisar sus rayos X o los resultados de su RMI.

Las "imágenes" de diagnóstico tienen importancia sólo en el contexto de tus quejas clínicas actuales. Cualquier número de anormalidades pueden aparecer en los rayos X o en la RMI, pero esos resultados pueden tener pocas consecuencias para explicar y tratar el problema que detonó tu visita a un nuevo médico.

Una y otra vez repito este guión con pacientes y sirve para arrojar luz sobre las ventajas y las desventajas de los rápidos avances en la tecnología médica. Ahora tenemos la habilidad de ver dentro del cuerpo humano y obtener imágenes muy detalladas sin exponer a las personas a la radiación. El escáner de RMI usa grandes magnetos y ondas de radio y presenta imágenes de las estructuras en la espina que eran difíciles de ver con tecnología antigua, basada en la radiación. El examen de tomografía axial computarizada (TC) usa rayos X (radiación) para identificar estructuras en y alrededor de la espina. Podemos poner muchas imágenes TC juntas para lograr una vista tridimensional de la espina.

Puede que las imágenes no cuenten toda la historia

Casi todos estamos impresionados por lo que estas máquinas de imágenes pueden hacer y no cabe duda de que representan un progreso importante para la medicina. Pero sólo porque ahora podemos ver la espina de mejor forma que antes, no significa que hayamos aumentado significativamente nuestra comprensión sobre lo que causa el dolor de espalda.

Nuestro entusiasmo por la tecnología médica debe verse moderado por el reconocimiento de que los cambios o desviaciones de lo que definimos como "normal" no se asocian necesariamente con una queja específica. De hecho, la mayoría de los cambios del estado normal carecen de síntomas. Hay pacientes que pueden decirme que un examen RMI ha documentado discos hinchados en dos o tres niveles.

Están preocupados de que sus discos hinchados se vuelvan una fuente de dolor. Sin embargo, varios estudios de rayos X han descubierto discos hinchados en múltiples niveles de la espina en personas *sin* ningún dolor en la espalda.

La falta de correlación entre síntomas clínicos y los descubrimientos de los rayos X es característica de las causas más comunes de dolor en la espalda baja, que son desórdenes mecánicos de la espina lumbar. Con base en descubrimientos en la autopsia, a la edad de 50 años hasta 95% de los adultos muestran evidencia de cambios en la espina a causa del envejecimiento, incluyendo la estrechez en el espacio entre los discos. En estudios de rayos X de personas de 50 años o más, 87% ha demostrado cambios en los discos intervertebrales, a causa, una vez más, del envejecimiento.

En 1984, el diario médico *Spine* (*Espina*) reportó descubrimientos de investigación todavía importantes para nuestra comprensión de que la razón del dolor puede no estar relacionada con lo que vemos en una imagen. Este estudio comparó los resultados de exámenes de rayos X de 238 pacientes con dolor de espalda y 66 sin dolor. En términos de la frecuencia de la degeneración de discos, los investigadores no pudieron detectar ninguna diferencia entre los dos grupos.

Siempre debemos considerar que muchos cambios en la espina que se pueden detectar a través de exámenes de rayos X no causan dolor, mientras que otras anormalidades tienen consecuencias significativas y requieren evaluación posterior. Lo que aún es importante es saber cuándo hacerte un examen de rayos X y qué dicen esos exámenes sobre la salud de la espina. Muchas de las personas que padecen dolor de espalda mejoran sin ninguno de estos exámenes.

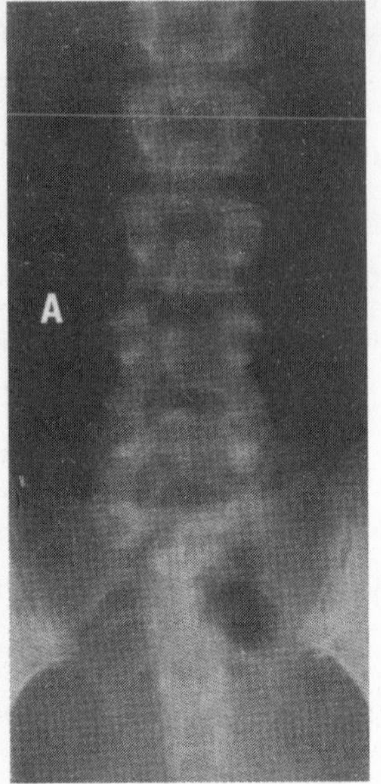

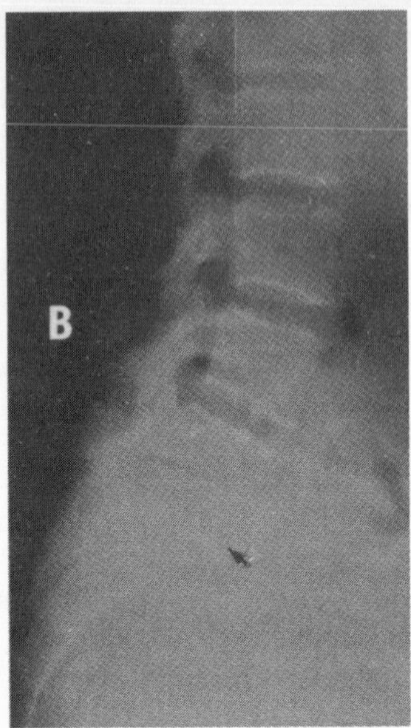

Figura 3.1 Desde el frente, esta clara placa de rayos X de una espina lumbar (A) no revela anormalidades. Sin embargo, de lado, (B) podemos ver un leve estrechamiento del último cuerpo vertebral y el sacro (flecha negra). Este estrechamiento indica degeneración del disco.

RAYOS X CONVENCIONALES

Por lo general, no necesitarás rayos X de la espina lumbar durante las primeras etapas de tu ataque de dolor de espalda salvo cuando haya síntomas de que existe una causa médica para éste. Esas son las banderas rojas mencionadas antes e incluyen fiebre, pérdida de peso o una historia de cáncer. En muchas ocasiones, los rayos X no se necesitan a menos de que hayas tenido dolor entre seis y ocho semanas.

Yo ordeno rayos X de la espina lumbar si estoy preocupado por desórdenes médicos de la espina, incluyendo artritis que afecta las articulaciones de la faceta. No los ordeno si algún problema del tejido blando, como un músculo tenso, está causando dolor. Por lo general recurro a los rayos X si el dolor ha estado presente entre cuatro y seis semanas o para individuos con más de 50 años con dolor persistente.

Generalmente te colocarán de espaldas y de lado para un estudio inicial de rayos X. Perspectivas oblicuas (o en una inclinación), requeridas con menos frecuencia, se toman con el tubo de rayos X en una inclinación de 45° hacia tu cuerpo. Si existe una preocupación sobre la estabilidad de tu espina, puede que tengas perspectivas de flexión (doblado hacia adelante) y extensión (doblado hacia atrás) de la espina lumbar. En tus actividades cotidianas, estos movimientos de doblarse colocan fuerzas en la espina que pueden causar cambios en las vértebras si no están ancladas por completo por las articulaciones de la faceta (espondilolistesis). Una perspectiva de rutina de la pelvis, que muestra el sacroilíaco y las articulaciones de la cadera, se toma mientras estás acostado sobre la mesa de rayos X.

Los rayos X sencillos son excelentes para fotografiar el orden espacial de las vértebras (figura 3.1) y muestran la distancia entre éstas, que indica la salud del disco correspondiente. Estas imágenes también detectan cambios en la arquitectura ósea que pueden alterarse con la presencia de cáncer de próstata o mama u osteoporosis.

El equipo moderno para exámenes de rayos X hace el mismo trabajo que la vieja maquinaria, pero minimiza la exposición a la radiación al tiempo que sigue siendo la técnica de radiografías más económica. El costo de una secuencia de la espina lumbar varía entre 180 y 300 dólares.

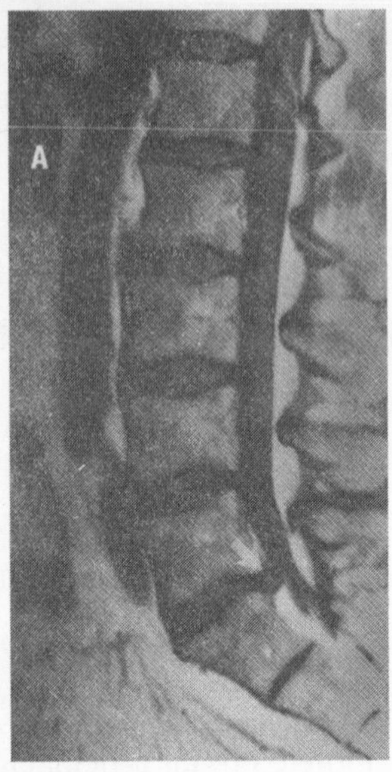

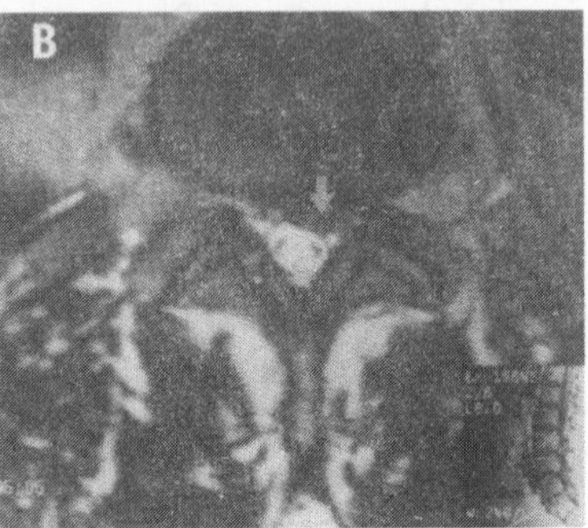

Figura 3.2 Con una vista RMI del lado de esta espina lumbar (A) podemos ver que hay una hernia en un disco en el espacio intervertebral L5-S (flecha blanca). Una vista transversal (B) identifica la hernia del disco en el lado izquierdo (flecha blanca).

RESONANCIA MAGNÉTICA DE IMÁGENES (RMI)

La RMI es la técnica de diagnóstico por imágenes más recientemente desarrollada para detectar enfermedades médicas como el dolor en la espalda baja. A través del uso de ondas radioeléctricas y magnetos, con algunas intensidades mayores que el campo magnético de alrededor de la Tierra, esta técnica no agresiva muestra las partes que componen la espina lumbar desde varias direcciones. La anatomía del disco intervertebral, nervios espinales, ligamentos, articulaciones de la faceta y músculos adyacentes se pueden visualizar (figura 3.2) y las hernias en los discos intervertebrales se identifican fácilmente.

Un tinte de contraste (gadolinio) se puede inyectar en una vena si se requiere información adicional para determinar la cantidad de flujo sanguíneo hacia un área específica de la espina. El aumento de flujo sanguíneo se presenta en áreas en donde están presentes tumores o cicatrices de cirugías anteriores de la espalda.

Durante una RMI estás de espaldas y colocado en un tubo hueco, que te aprisiona. Dependiendo del número de vistas que se requiera, el examen dura de 20 a 60 minutos y la máquina hace un sonido de tic tac durante el registro de las imágenes. Para quienes padecen claustrofobia, está disponible una RMI abierta, pero las imágenes son menos nítidas de las que se producen en la versión del "tubo" cerrado.

La RMI es un procedimiento sin dolor, pero si estás padeciendo dolor de espalda puede que estés incómodo acostado derecho sobre la espalda con las piernas estiradas durante el tiempo necesario para completar el examen. La RMI no incluye ninguna exposición a radiación, pero no se usa si tienes, por cirugía, clips de metal con propiedades magnéticas en tu cuerpo. Hay un riesgo de que los clips se muevan bajo la influencia del magneto. La máquina RMI también causaría un corto circuito en un marcapasos.

El costo de una RMI varía aproximadamente de 1 300 a 2 600 dólares y la cifra más alta está asociada con el costo de dos RMI, una con y otra sin contraste. Los escáners de RMI están disponibles en la mayoría de los hospitales de la localidad.

Puedo ofrecer una perspectiva personal de este examen porque me hicieron uno. La parte superior del tubo estaba a cinco centímetros de mi cara, razón por la cual quienes padecen claustrofobia lo pasan mal en este examen. Me dijeron que me quedara quieto mientras se completaban los registros de las imágenes. Con frecuencia miraba hacia mis pies para asegurarme que era posible escapar de la máquina. Me dio mucho gusto salir del tubo cuando terminaron los registros de imágenes. A causa de esta experiencia, puedo simpatizar con mis pacientes de dolor de espalda que deben someterse a este examen mientras experimentan molestia en esta parte del cuerpo. Me prometí que no mandaría a mis pacientes a hacerse un examen de RMI a menos de que esa información fuera esencial para su atención.

Las RMI son adecuadas para quienes tienen banderas rojas por desórdenes médicos y para quienes tienen ciática (dolor que va de la espalda a la pierna) y están considerando el uso de inyecciones corticoesteroides epidurales (ver capítulo 7) o cirugía de la espina lumbar (ver capítulo 10). Las anormalidades óseas se visualizan mejor mediante otra técnica radiográfica.

El análisis RMI es la prueba más sensata para quienes necesitan evaluación radiográfica para identificar la ubicación de la hernia del disco y la compresión del nervio. Los rayos X pueden ser completamente normales en individuos con un disco herniado, pero los registros de la RMI identifican la ubicación de hernias en los discos incluyendo la migración de fragmentos de disco expulsados. Un análisis TC puede identificar hernias en los discos en individuos que tienen metal en su cuerpo y que por esa razón no pueden someterse a un examen de RMI, pero la TC no ofrece la perspectiva general de la espina que se obtiene con una máquina para RMI.

TOMOGRAFÍA AXIAL COMPUTARIZADA (TC)

Los registros de TC, a veces llamados registros TAC, crean imágenes transversales (axiales) de la estructura ósea de la espina lumbar (figura 3.3). Con una computadora, las imágenes se pueden reformatear para crear un modelo tridimensional de la espina. Los exámenes de TC también evalúan tejidos blandos, incluyendo discos, ligamentos,

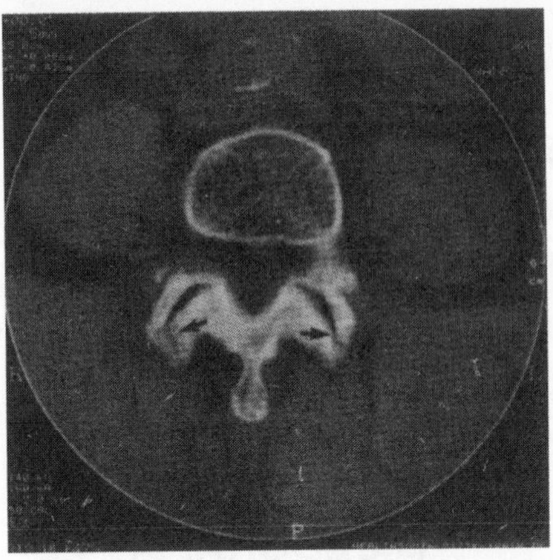

Una vista transversal de TC muestra artritis en ambas articulaciones de la faceta.

raíces nerviosas y grasa. La tecnología TC es apropiada para las personas con marcapasos, clips de metal o claustrofobia que, por esos motivos, no pueden hacerse un examen de RMI.

Los registros de TC se toman mientras estás acostado de espaldas en el centro de una estructura circular abierta sobre la cabeza que sostiene la máquina de registro (puente de señales). Este examen no causa dolor salvo por la molestia de estar inmóvil entre 20 y 40 minutos. La exposición a la radiación es de tres a cinco rads, donde el rango mayor de exposición se asocia con registros de mayor resolución. El costo varía entre 800 y 2000 dólares, si se requiere un mielograma.

Los descubrimientos de la TC corroboran impresiones clínicas, pero, como sucede con los resultados de la RMI, las anormalidades no asociadas con síntomas pueden estar presentes en un número tan alto como 30% de las personas que no sufren dolor. Yo ordeno registros

TC para revelar anormalidades óseas que se presentan con estenosis espinal central y lateral (compresión de los nervios de la espina), artritis de la articulación de la faceta, fracturas y enfermedad metastásica de los huesos. La TC es mi segunda opción de exámenes por imágenes para identificar un disco herniado y por necesidad es la primera opción para quienes tienen marcapasos o padecen claustrofobia.

MIELOGRAFÍA

Antes de la llegada de la tecnología de RMI, la mielografía era el "estándar de oro" para la evaluación con rayos X de la espina lumbar. El mielograma cayó en desuso por varias razones, entre ellas que se necesita inyectar tinte de contraste en el canal espinal, con lo que se convierte en una prueba invasora. Después del examen se puede tener dolor de cabeza y, en raras circunstancias, el tinte puede ocasionar un ataque de apoplejía.

A pesar de sus limitaciones, el mielograma permite ponerte de pie o sentarte mientras se expone la película. La habilidad de hacer la prueba en una posición "funcional" es particularmente útil para diagnosticar estenosis espinal. La mielografía también es una técnica radiográfica importante para pacientes de cirugía espinal con varillas de metal porque éste arruina la habilidad de los registros de RMI o de TC para visualizar la espina.

Como la RMI y la TC, la mielografía se asocia con anormalidades anatómicas sin dolor. Justo como en otras pruebas, el juicio clínico es importante en la evaluación del mielograma. Rara vez ordeno un mielograma o una TC mielograma y sólo uso estos exámenes para pacientes que están considerando hacerse una cirugía para la estenosis espinal y quieren saber la cantidad de hueso que se necesita quitar para mejorar su situación.

Debido a que el tinte finalmente se diluye, un mielograma se debe completar en 20 ó 30 minutos. Sin embargo, a causa de la punción de la espina, debes sentarte por dos horas y luego acostarte por otras dos. Descansar en estas posiciones disminuye el riesgo de dolores de cabeza. La exposición a los rayos X es de seis a siete rads y el costo es de aproximadamente 1 200 dólares.

REGISTRO ÓSEO

El registro óseo (imágenes radionúclidas) es un examen útil para detectar anormalidades óseas o fracturas. El registro óseo incluye la inyección de una pequeña cantidad de material radioactivo en una de tus venas. Unas cuantas horas después de la inyección, comienza la parte de registro de imágenes del examen. Las áreas del esqueleto que están reaccionando a una lesión (fractura o inflamación) se muestran como un punto oscuro o "caliente" en el registro. La mayoría de las células óseas en el esqueleto están en un estado latente manteniendo la estructura ósea.

El incremento de actividad en el registro resulta del aumento de absorción del material radioactivo por las células óseas que están tratando de curar una lesión. La presencia de un punto "caliente" no indica un diagnóstico específico, porque tumores, infecciones, fracturas y artritis causan puntos oscuros en los registros. Se necesita evaluación radiográfica adicional o análisis de sangre para lograr un diagnóstico específico.

Yo ordeno registros óseos cuando me preocupa la posibilidad de fracturas óseas en la espina. Algunas fracturas son muy pequeñas y no se ven tan sólo con rayos X. Los registros óseos son capaces de identificar la ubicación de esas fracturas sin importar la causa.

Un registro óseo no causa dolor salvo por la molestia asociada con estar acostado por cierto tiempo, lo cual puede aumentar tu dolor de espalda. La exposición a la radiación es pequeña, 0.15 rads y el costo es de aproximadamente 600 dólares.

DISCOGRAFÍA

Yo no recomiendo la discografía, pero si estás pensando en someterte a cirugía, puede que el cirujano te pida que te sometas a este examen. Antes de hacerlo, pregunta a tu médico qué información se ganará con el examen y qué efecto tendrá en tu cirugía.

La discografía puede identificar el nivel específico del disco que está causando dolor. Es tanto una técnica radiográfica como terapéutica que se lleva a cabo al colocar una aguja delgada en un disco, seguida de una inyección de tinte primero y medicamento anestésico después. La cantidad de tinte que se requiere para llenar el espacio, la aparición de tinte en el disco y la reproducción de tu dolor de espalda son datos importantes generados por este examen. Si tu dolor de espalda se genera con la primera inyección, se pone una segunda inyección con anestesia para tratar de aliviar tu molestia. El alivio del dolor con el medicamento también es característico de una prueba positiva. El examen se usa para determinar la fuente de tu dolor de espalda cuando otras técnicas radiográficas no han producido resultados concluyentes.

El procedimiento se hace usando un fluoroscopio para determinar la ubicación de la aguja cuando se le mueve dentro del disco. La duración del procedimiento depende del número de discos estudiados.

La exposición a la radiación es de dos rads; el costo es de aproximadamente 6 000 dólares.

DENSITOMETRÍA ÓSEA

Ésta es una forma útil de medir la masa ósea. La masa ósea baja que resulta de una pérdida de calcio del hueso se asocia con un incremento del riesgo de fractura. La absorciometría dual de rayos X (DXA, por sus siglas en inglés) es el método más frecuente que se usa para determinar la densidad mineral ósea en la espina y en el hueso del muslo. Se usan rayos X de baja energía para determinar la diferencia en la absorción del rayo en el hueso y en los tejidos blandos. El tejido óseo absorberá los rayos X, que pasarán a través de los tejidos blandos. La diferencia en la absorción corresponde a la cantidad de calcio en los huesos. Los mejores candidatos para esta prueba son mujeres posmenopáusicas y hombres y mujeres que toman corticosteoides.

Durante este examen estarás acostado de espaldas en una mesa mientras el brazo de la máquina pasa por encima de ti entre 20 y 30 minutos. Este examen mide tanto la espina lumbar como la cadera. La cantidad de radiación es baja, 0.1 rads, y el costo es de aproximadamente 280 dólares.

ESTUDIOS ELECTRODIAGNÓSTICOS

Los estudios electrodiagnósticos son útiles para confirmar la sospecha de compresión nerviosa y, por lo común, se usan para evaluar nervios periféricos que viajan más allá de la médula espinal. Estos exámenes también se usan para detectar daño muscular y nervioso;

muestran anormalidades en la función muscular y nerviosa, pero no identifican la causa específica de la disfunción. Los exámenes de electromiograma (EMG) evalúan la actividad eléctrica generada por músculos en descanso y en funcionamiento. Los estudios de la velocidad de conducción nerviosa (VCN, por sus siglas en inglés) miden la velocidad de la transmisión de señales eléctricas en un nervio. Ambos exámenes son útiles para diferenciar entre los desórdenes neurológicos asociados con el dolor de espalda y de piernas (radiculopatía).

Los EMG incluyen la inserción de agujas en los músculos atendidos por el nervio dañado, al igual que en otros músculos en la espalda y la pierna. El proceso de inserción de agujas es doloroso y requiere contraer el músculo después de la inserción. La cantidad de irritación y la cantidad de electricidad generadas por el músculo ayudan a determinar el grado de lesión en el nervio.

El daño no se presenta tan pronto como el nervio se ve lesionado, y las anormalidades pueden tardar una semana o más en aparecer. Por ejemplo, la compresión del disco en un nervio puede tomar días antes de que el músculo suministrado por ese nervio tenga señales eléctricas anormales. Entonces, los exámenes de electrodiagnóstico que se hacen muy temprano no detectarán esa anormalidad. Los exámenes EMG pueden tomar de dos a cuatro semanas antes de ser útiles. Una vez que un nervio está dañado, el número de fibras nerviosas que suministran un músculo disminuyen, incluso si se quita la compresión del nervio. Ese cambio en la función nerviosa, medido por un EMG, puede ser permanente. No se asocia ninguna radiación con un examen de EMG, pero se asocia con dolor durante la inserción de agujas en los músculos examinados. Un procedimiento de EMG toma alrededor de una hora para completarse. El costo varía entre 32 y 376 dólares, dependiendo del número de músculos examinados.

Los estudios de VCN determinan la velocidad de la señal conforme viaja a través de los nervios en las piernas o brazos. Sobre un músculo en el pie se colocan electrodos superficiales que parecen almohadillas de fieltro. Otra almohadilla se coloca sobre el mismo nervio en un sitio más arriba en la pierna. Estas almohadillas se pueden mover a diferentes partes del miembro donde el nervio puede verse pinchado por estructuras en la pierna. La señal se detecta en la almohadilla distal y la velocidad de conducción se compara con velocidades normales. Un retraso en la velocidad cuando la señal se transfiere hacia abajo de la pierna determina áreas de compresión del nervio exterior del canal espinal. El costo de este examen varía entre 58 y 580 dólares, dependiendo del número de conducciones nerviosas examinadas.

Mientras los exámenes de electrodiagnóstico documentan la presencia de disfunción nerviosa, no determinan la causa específica. Un EMG anormal documenta la ubicación de daño nervioso y ayuda al cirujano a identificar individuos para quienes es probable que la cirugía traiga mejoría. Los VCN diferencian entre problemas de la médula espinal y desórdenes nerviosos periféricos. Yo ordeno estos exámenes cuando necesito determinar el nivel exacto de disfunción nerviosa, para proporcionar una guía a los anestesiólogos para poner inyecciones terapéuticas o a los cirujanos para el área de la cirugía espinal.

ANÁLISIS DE SANGRE

Debido a que la mayoría de mis pacientes tienen dolor de espalda baja mecánico, que no causa anormalidades detectadas en análisis de sangre, estas pruebas de laboratorio rara vez se necesitan. Sin embargo, son necesarias cuando se identifican banderas rojas. Sólo unos cuantos análisis de sangre son útiles para identificar anormalidades asociadas con dolor de espalda médico. Estos incluyen: una tasa de sedimentación de eritrocitos (TSE), proteínas "C" reactivas (PCR), cuenta sanguínea completa (CSC) y químicas sanguíneas.

El TSE es un examen sencillo que mide la velocidad a la cual caen en un tubo los glóbulos rojos. Hace siglos, Hipócrates, el médico griego a quien llamamos "padre de la medicina", comentó que la sangre que se separaba y asentaba en una parte clara y una parte roja se asociaba con una persona enferma. Los glóbulos rojos caen porque están cubiertos con un nivel aumentado de proteínas que se generan a causa de inflamación en cualquier lugar del cuerpo. La inflamación puede indicar infección, un tumor o artritis inflamatoria, que no son desórdenes mecánicos. El nivel normal de TSE es menos de 10 mm por hora en hombres y menos de 20 mm por hora en mujeres. Una TSE mayor de 100 mm por hora con frecuencia se asocia con tumores. La TSE regresa a la normalidad conforme se trata y mejora el problema subyacente.

La PCR es una proteína producida por el hígado cuando se presenta inflamación y puede elevarse antes de que se eleve la TSE. El nivel normal de PCR es menos de 0.2 mg/100 ml. Los niveles entre 1 y 10 mg/100 ml son aumentos moderados; niveles de más de 10 están marcadamente elevados. Los niveles de PCR se mantienen elevados en estados crónicos de inflamación. Niveles elevados de TSE o PCR exigen una evaluación más intensa para determinar la causa médica del dolor de la espalda baja.

Análisis de CSC (glóbulos blancos y rojos y plaquetas) y análisis de químicas sanguíneas se llevan a cabo con más frecuencia para monitorear la toxicidad de medicamentos más que para identificar la causa del dolor de espalda. Medicamentos no esteroides y antiinflamatorios a menudo se prescriben para tratar el dolor de espalda baja y a quienes toman estos medicamentos por un periodo prolongado se les hacen análisis de sangre para monitorear la función del hematocrito, hígado y riñón.

El historial médico, el examen físico, los rayos X y los análisis de sangre permiten que tu médico separe las causas mecánicas y médicas del dolor de espalda baja y te pongan en la vía de la recuperación, ya sea con los cuidados básicos que te puedes dar tú mismo o con tratamiento médico posterior.

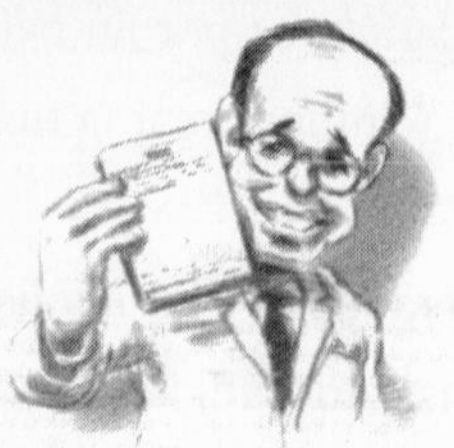

RESUMEN DE PRESCRIPCIÓN DEL DOCTOR BORENSTEIN

- Los rayos X sencillos revelan un diagnóstico específico sólo en un pequeño número de pacientes que sufren dolor de espalda.
- La RMI es la mejor técnica para identificar anormalidades del tejido blando en los nervios, la médula ósea y los músculos.
- El registro de TC es la mejor técnica para mostrar anormalidades óseas.
- El diagnóstico óseo es la mejor técnica de investigación para evaluar al esqueleto entero en busca de actividad ósea anormal.
- Los exámenes de electrodiagnóstico identifican la ubicación de daño de los nervios.
- Los análisis de sangre ayudan a distinguir el dolor de espalda mecánico del médico.

Parte dos:
Conociendo tus opciones de tratamiento

4
Programa básico para aliviar el dolor de espalda

Mi terapia básica para el dolor de la espalda baja y de la pierna puede funcionarte siempre y cuando éste no provenga de una enfermedad crónica. El dolor por un desorden mecánico como tensión de un músculo, irritación de una articulación, un disco herniado o artritis en la cadera, por ejemplo, puede mejorar si controlas las actividades físicas, usas analgésicos que se venden sin receta médica, te apegas al ejercicio aeróbico y, lo más importante, te informas. Si tu dolor de espalda mejora, probablemente no necesites más evaluación para acelerar tu recuperación. Si tienes duda sobre tu recuperación, contacta a tu médico de inmediato.

CONTROLA LAS ACTIVIDADES FÍSICAS, PERO LIMITA EL DESCANSO EN CAMA

En el pasado nos decían que nos acostáramos si teníamos dolor de espalda, para dejar que los músculos descansaran y sanaran. ¡Es un error! Ahora sabemos que descansar en cama no es mejor para resolver el dolor de espalda que estar de pie y caminando por ahí. El movimiento también parece ayudar a los tejidos de la espalda a sanar con mayor rapidez. Por otro lado, el prolongado descanso en cama, desacondiciona al corazón, los pulmones, el estómago y los músculos del esqueleto. Así que mantén el descanso en la cama al mínimo. Hay estudios que han mostrado que dos días de descanso en cama son tan buenos como siete para aliviar el dolor de espalda. Los beneficios del descanso en cama también son limitados si el dolor viaja hacia tu pierna. En un estudio de 183 individuos con ciática por un disco herniado, las personas a quienes se les había prescrito descanso durante dos semanas no lo hicieron mejor que a quienes se les había permitido caminar.

Por otro lado, estar fuera de la cama no significa regresar a tu trabajo diario acostumbrado y a tus actividades recreativas. Quédate en casa sin ir al trabajo hasta que seas capaz de caminar o estar de pie por media hora sin sentir dolor y hasta que te sientas cómodo sentado por 20 ó 30 minutos sin que aumente el dolor. Si tienes un dolor agudo en la espalda baja, limita tus actividades y tendrás una recuperación más rápida. Aumenta la actividad conforme disminuya el dolor.

Posiciones para descansar en cama

Cuando se indica descanso en cama, un par de posiciones son las más cómodas. La posición semi Fowler ejerce la menor cantidad de presión en tus discos espinales, articulaciones y músculos: pon una almohada pequeña atrás de tu cabeza y dos o tres almohadas bajo tus rodillas para flexionar tu cadera y rodillas. Tu colchón debe ser firme, pero puedes sentirte mejor acostado sobre una colcha en el piso.

Sal de la cama con cuidado

Otra posición cómoda es acostarte de lado con la espalda plana, con las piernas dobladas con una almohada entre las rodillas. Esta es una posición semi Fowler y es la forma para entrar y salir de la cama. Presiona la cama con la parte baja del brazo mientras dejas que tus piernas se deslicen fuera de la orilla de la cama. El peso de tus piernas mecerán tu pecho hacia arriba con ayuda de la parte baja del brazo. Para volver a la cama, haz lo inverso. Cambia el peso de la parte superior de tu cuerpo hacia la palma de la mano que está sobre la cama. Lentamente deja caer tu cuerpo, cambiando el peso hacia tu antebrazo, codo y hombro mientras meces las piernas hacia arriba de la cama. Mantén la espalda derecha.

No duermas boca abajo

Esta posición ejerce presión especialmente en la espina lumbar porque aumenta la curva y tiende a estirar los músculos de la pelvis, causando más dolor. Si tienes que dormir boca abajo, pon una almohada o dos bajo tu abdomen. Esto aplanará tu espina y ejercerá menos presión en el músculo psoas de la pelvis.

EMPLEANDO MEDICAMENTOS QUE SE VENDEN SIN RECETA MÉDICA

La meta final de todas las terapias es lograr una espalda sin dolor y funcional, sin necesidad de medicamentos. Una vez que se ha alcanzado la máxima función, las medicinas se pueden disminuir gradualmente de manera que puedas funcionar sin ellas, pero tómalas para reducir el dolor para que puedas seguir moviéndote.

El acetaminófeno (Tylenol) es un analgésico puro sin ningún efecto antiinflamatorio. La dosis máxima es de seis tabletas diarias (menos si bebes alcohol). La forma de acción prolongada del acetaminófeno (650mg) dura de seis a ocho horas. El acetaminófeno se tolera con facilidad y no altera tu estómago. Sin embargo, para muchas personas, el medicamento no es lo suficientemente poderoso para disminuir el dolor.

Los medicamentos antiinflamatorios no esteroides tiene efectos tanto analgésicos como antiinflamatorios. La aspirina fue el primer medicamento de este tipo y sigue siendo un medicamento muy poderoso en las dosis adecuadas. Por ejemplo, los pacientes con artritis reumatoide deben ingerir dieciséis tabletas diarias en dosis divididas. En esa dosis la aspirina es analgésica y antiinflamatoria. En dosis menores, es analgésica con menos efectos antiinflamatorios. El problema con la aspirina es que irrita el estómago y puede causar úlceras con sangrado. También puede tener efectos negativos en la función de los riñones. En dosis tóxicas, la aspirina puede causar mareo, pérdida de la audición e incluso coma. Si tomas aspirina en una dosis mayor a 81mg (aspirina infantil) por cualquier periodo de tiempo, un médico debe valorarte. Una gran cantidad de medicamentos antiinflamatorios no esteroides están disponibles sin receta médica:

- Ibuprofeno (Advil, Nurpin, Mortin IB)
- Naproxén (Aleve)
- Ketoprofén (Orudis KT)

La dosis para cada uno de estos medicamentos es diferente, así que lee la etiqueta de la caja para determinar la más efectiva y segura.

Si un medicamento antiinflamatorio no esteroide no funciona, prueba otro, porque el que ayuda a una persona puede no ayudarte a ti. Si tomas uno de estos medicamentos durante dos semanas sin ningún beneficio, entonces necesitas ver a tu médico. Los efectos colaterales potenciales de estos medicamentos son que pueden causar dolor de estómago y sangrado, elevaciones en la presión sanguínea y disminución en la función del riñón en unas cuantas personas. Estos medicamentos necesitan que tu médico lleve a cabo un monitoreo si los tomas continuamente.

Existen medicamentos antiinflamatorios no esteroides más potentes y más efectivos que se venden con receta médica e incluyen los nuevos inhibidores COX-2, que son tan efectivos como los medicamentos antiinflamatorios no esteroides pero sin tantos efectos colaterales gastrointestinales.

Es importante entender por cuánto tiempo será efectiva tu dosis de medicina, qué efectos colaterales pueden presentarse y por cuánto tiempo necesitas tomar los medicamentos. Para una explicación completa sobre el uso de medicamentos para el dolor, lee el capítulo 7.

TERAPIA APLICADA

Frío o calor

Aplicar frío o calor a través de masaje con hielo o calor húmedo, respectivamente, es una forma no invasora de mejorar el dolor de la espalda baja. El masaje con hielo se usa primero para disminuir la hinchazón y actúa como analgésico. El frío disminuye la sensibilidad de las fibras sensoriales, bloqueando la transmisión de señales de dolor. Sin embargo, el frío tiende a entiesar los músculos y el tejido blando. Con tensión aguda de músculo en la espina lumbar, es apropiado el masaje con hielo durante las primeras 48 horas. Aplica un paquete de hielo, enfría durante aproximadamente diez minutos y luego quítalo. Haz esto varias veces al día.

El calor, húmedo o seco, puede mejorar el flujo sanguíneo y acelerar la curación. El calor puede aumentar la flexibilidad muscular y mejorar el movimiento. La preferencia personal tiende a inclinar la decisión con respecto al calor húmedo o seco. El punto importante es no quemarte la piel. Deja puesto el calor entre diez y 15 minutos. La máxima exposición segura es 30 minutos. Si padeces algún problema circulatorio, habla con tu médico sobre la cantidad de tiempo que tu piel estará expuesta a temperaturas extremas.

Si mis sugerencias sobre aplicaciones de frío y calor no parecen ayudar, prueba la temperatura opuesta. Puede que te sientas mejor con calor al principio de un dolor de espalda o puede que tú seas una de esas personas que sienten mayor alivio para un dolor crónico de espalda con un masaje con hielo. Algunas personas usan los dos, hielo justo después de hacer ejercicio y calor una o dos horas después.

Corsés

Los corsés son bandas elásticas amplias con sujetadores de velcro. Vienen en varios anchos, con o sin partes plásticas moldeadas con calor. Algunas personas que padecen dolor de espalda usan corsés para tener mayor estabilidad en la espina lumbar. La razón principal es aumentar la presión intrabdominal para disminuir la presión en la espina lumbar. Los corsés no mantienen sin movimiento a tu espina lumbar. Te recuerdan que uses las piernas cuando levantes cosas pesadas, lo cual puede ser el efecto más importante de usar un corsé. La desventaja es que utilizar un corsé debilitará tus músculos, así que el uso persistente puede se contraproducente.

Usa un corsé cuando tengas riesgo de tensión excesiva en la espina, como cuando se levanta algo pesado o cuando se está sentado por periodos largos de tiempo. Quítate el corsé tan pronto como ya no corras ningún riesgo. Para mantener en buen estado los músculos de tu espalda, debes hacer ejercicios fortalecedores una vez que te hayas quitado el corsé.

EJERCICIOS AERÓBICOS: EXPANDIENDO TU ZONA DE COMODIDAD GRADUALMENTE

Los ejercicios aeróbicos que mejoran la resistencia pueden ayudar al dolor de espalda cuando la molestia empieza a disminuir. ¿Cómo sabrás que estás mejorando? Te darás cuenta de que cada vez te sientes más cómodo durante más tiempo fuera de la cama. Serás capaz de caminar distancias más largas por tu casa o en la calle. Conforme mejores, serás capaz de sentarte por periodos más largos sin sentirte cansado.

Elige un programa de ejercicio que continuarás por un periodo prolongado y que sea fácilmente accesible. Puede que te guste mucho nadar, pero si no hay una alberca cercana, ese programa no es realista. Los ejercicios más útiles para el dolor de la espalda baja son caminar, nadar o usar una bicicleta fija. Antes de que comenzara tu dolor de espalda, puede que hayas estado corriendo en lugar de caminar, nadando vueltas cronometradas en lugar de patalear en la alberca o usando una bicicleta normal. Con frecuencia me preguntan: "¿Cuánto ejercicio puedo hacer?" La pregunta se responde mejor con una explicación de la "Zona de Comodidad".

El ejercicio hace que los músculos sean más eficientes y la clave para un entrenamiento exitoso es usarlos sin dañar las células musculares. Con daño, los músculos deberán sanar por periodos más largos. Esto es contraproducente. Encontrar la delgada línea que existe entre ejercer presión en tus músculos y causar daño puede ser difícil. Trato de guiar a mis pacientes para encontrar un justo medio con el concepto de la "Zona de Comodidad".

Si has estado haciendo ejercicio y has desarrollado dolor de espalda, disminuye tu ejercicio a una décima parte de lo que estabas haciendo antes de que comenzara el dolor. Por ejemplo, si estabas caminando diez cuadras, puedes disminuir tu ejercicio a una. Puedes decir que esto no es nada de ejercicio, pero esa cantidad estará dentro de la "Zona de Comodidad". Harás ejercicio y no sentirás dolor adicional al día siguiente. Eso significa que eres capaz de hacer ejercicio de manera segura sin causar ningún daño a los músculos en donde se ejerce presión.

Entonces, cada tercer día aumenta tu ejercicio otra cuadra u otro minuto. Conforme aumentes tu esfuerzo gradualmente te moverás hacia la "Zona de Margen". En esta zona, los músculos siguen adoloridos por un periodo más largo medido en horas, pero menos en un solo día. En este punto, disminuye ligeramente tu ejercicio al nivel anterior que no causó aumento de dolor. Sigue entrenando a un nivel más bajo de esfuerzo hasta que no quede nada de dolor al final del ejercicio. En ese punto, la "Zona de Comodidad" de ejercicio se ha expandido. Los aumentos de veces o repeticiones se disminuyen en este punto de manera que tu entrenamiento esté entre la "Zona de Comodidad" y la "Zona de Margen". Con el tiempo, expandirás tu "Zona de Comodidad" a niveles de ejercicio en aumento.

La meta de este lento progreso es obtener los beneficios del ejercicio sin caer en la "Zona de Incomodidad". Esta es la etapa en la que la incomodidad o molestia puede durar por periodos prolongados medidos en días. Los ejercicios son discontinuados por completo hasta que el dolor muscular del ejercicio se resuelva. El problema con estar en esta zona es determinar la cantidad de ejercicio que es segura. Puede ser una cuadra o diez. No lo puedes saber. Por eso es tan importante empezar en la "Zona de Comodidad".

Este concepto básico puede funcionar para cualquier forma de ejercicio, la caminadora, la escaladora o las máquinas de fuerza. Comienza con una cantidad de ejercicio que sea segura. Una vez que sepas que puedes completar el ejercicio sin aumentar tu dolor, aumenta rápidamente tu ejercicio sin causar una recaída. He visto a muchos pacientes mejorar con esta guía para su ejercicio. Prueba esos conceptos. Sé que obtendrás los beneficios del ejercicio con mucho menos riesgo de volverte a lesionar.

El escurridizo último 10% de la recuperación

Después de un tiempo, habrás logrado una mejoría significativa en tu enfermedad con una combinación de terapias. Tu nivel de mejoría puede permitir tu regreso al trabajo y a la mayoría de tus actividades recreativas. Sin embargo, digamos que tienes una actividad específica que disfrutas. Puede tratarse de caminata a lo largo de ocho kilómetros, jugar tres sets de tenis o correr 32 kilómetros por semana. La mejoría de tu actividad puede ser entre 85 y 90 % de tu estado original antes de que se presentara el dolor de espalda. Este nivel de mejoría puede significar que eres capaz de hacer caminata, pero sólo 6.5 kilómetros. Tus juegos de tenis pueden ser más cortos y menos frecuentes. Tal vez correrás 25 kilómetros en el camino a la preparatoria. Tu desempeño no es tan bueno como antes de tu episodio de dolor de espalda, pero está en la "Zona de Comodidad". Algunas personas que han tenido esta mejoría no están satisfechas con su desempeño.

Buscan el 10% final de desempeño. Quieren estar exactamente como antes de su episodio de dolor de espalda.

La dificultad es que este último 10% puede ser difícil de lograr. La búsqueda de éste es tan exitosa como la búsqueda del Santo Grial. He visto a mis pacientes buscar esa terapia escurridiza que los regresará a su estado original. Se concentran en lo que está perdido en lugar de en lo que han vuelto a ganar. Terminan decepcionados. Su actitud pesimista hace que sea aún más difícil alcanzar su meta. Las personas que aceptan su mejoría y trabajan a partir de ese punto tienen más posibilidades de alcanzar su meta. Piénsalo.

MANTÉN UN ACTITUD POSITIVA

Puede que no lo creas, pero el simple hecho de aprender sobre las causas del dolor de espalda y el hecho de que mejora por sí solo tiene grandes efectos terapéuticos. Los sentimientos positivos que nacen de saber que tu problema se resolverá, curan el dolor de la espalda baja. Entender la causa de tu dolor hace mucho por aliviar tu ansiedad en lo que concierne a la amenaza potencial para tu salud. El alivio del estrés desempeña un papel importante en la resolución del dolor de espalda, sea agudo o crónico. Ese conocimiento es tan poderoso como la manipulación de un quiropráctico o los ejercicios supervisados por un fisioterapeuta.

En un estudio dirigido en el estado de Washington, los investigadores asignaron a 321 personas con dolor de espalda durante siete días o menos a un programa de ejercicio supervisado por fisioterapeutas; a tratamientos de manipulación proporcionados por quiroprácticos o a un panfleto informativo sobre el dolor de espalda baja. En el primer mes del estudio, las personas en los programas de ejercicio y manipulación sintieron menos dolor. Sin embargo, a un año de distancia, no se pudieron encontrar diferencias con respecto a días sin ir al trabajo o a la frecuencia de ataques adicionales de dolor de espalda baja entre los tres grupos. El costo del panfleto informativo era un tercio del gasto de las terapias de ejercicio y manipulación. El conocimiento es una forma accesible de tratar el dolor de espalda baja. Las personas que informaron sobre su dolor de espalda con el panfleto informativo necesitaron ir al médico con menos frecuencia que quienes no recibieron ninguna información.

Puedes aprender sobre dolor de espalda en éste y otros libros, en videos y cintas sobre ejercicios para la espalda y en Internet, pero ten cuidado con este medio. Hay mucha información *equivocada* ahí, así que debes conocer la reputación del grupo que presenta la información. He enlistado varios sitios de Internet de grupos de profesionistas prestigiados, en el apéndice C. Estos sitios se actualizan regularmente para ofrecer nueva información.

Una de mis pacientes me enseñó el poder de una actitud positiva. Padece varios problemas médicos, cualquiera de los cuales podría devastar a una persona negativa. Regresa a mi consultorio regularmente. Siempre está bien vestida y tiene una sonrisa en el rostro a pesar del dolor crónico y la incapacidad. Le pregunté cuál era su secreto. ¿Cómo, al enfrentar todas esas dificultades, la naturaleza crónica de su enfermedad, las múltiples medicinas que tiene que tomar para funcionar, puede seguir con una actitud así de positiva? Me dijo que su secreto era muy simple. Hace mucho, cuando sus problemas comenzaron a aumentar, tomó una decisión. Dijo "o mejoro o me jodo. Decidí concentrarme en lo primero". Ella es testigo de los poderes terapéuticos de una actitud positiva. Sé positivo y podrás estar mejor incluso frente a la adversidad.

SI EL DOLOR DE ESPALDA ES CRÓNICO

La terapia para el dolor de espalda crónico es más complicada. La meta de la terapia es maximizar tu desempeño a pesar de seguir con un poco de dolor continuo. En ocasiones, el dolor se puede ver exacerbado, pero esto no indica necesariamente daño pasado o presente asociado con enfermedades.

El dolor de espalda crónico se puede tratar con terapia básica para dolor agudo de la espalda baja. Otras terapias se agregan a este régimen básico. Antidepresivos tricíclicos se usan a veces para aumentar el tono en el camino de la inhibición del dolor. Estos medicamentos también ayudan contra la depresión que acompaña el dolor crónico.

Si sigues experimentando dolor, prueba una terapia contra la irritación como la estimulación nerviosa eléctrica transcutánea (TENS, por sus siglas en inglés), masaje o acupuntura. La respuesta de relajación puede disminuir el estrés asociado con el dolor crónico. Las terapias que pueden dar una respuesta de relajación incluyen el yoga, la bio retroalimentación y la hipnosis. Tú y tu médico necesitan verse con regularidad para modificar tus terapias y obtener el mejor resultado.

Algunas de las personas que lean este libro pueden creer que curar un problema es mejor que controlarlo. Con toda honestidad, una cura en la biología humana es muy difícil de lograr. Salvo por las infecciones bacterianas, la mayoría de las enfermedades humanas se controlan, no se curan. Esto se aplica también a tu dolor de espalda. Puede que no sientas dolor y funciones normalmente. Puede que pienses que estás curado. Sin embargo, tienes mucho más riesgo de un segundo episodio de dolor de espalda al año siguiente. Eso sugiere que tu problema de la espalda no ha sido curado.

El monitoreo constante que viene con el control de un problema médico es la mejor forma de lidiar con el dolor de la espalda baja. El control sugiere que necesitarás hacer todavía ejercicio en una forma apropiada para mantener la fuerza de tu espalda. Aunque requiere más trabajo de tu parte, controlar tu enfermedad te dejará listo para remediar cualquier indicio de dolor de espalda tan pronto como aparece.

A pesar de los mejores esfuerzos del cuerpo humano para curarse, muchos de ustedes no estarán mejor dos, tres o cuatro semanas después del inicio de un ataque de dolor de espalda baja. Tu dolor ha persistido en el área de la espalda baja, con radiación que no va más allá de la nalga o de la parte posterior del muslo. En esas circunstancias, asistir al médico es importante para una evaluación y terapia adicional. En oposición a otros profesionales del cuidado de la salud, un médico es el profesional adecuado a quien acudir primero para evaluación y terapia. Los médicos tienen acceso a todas las herramientas de diagnóstico para determinar qué problema tiene tu espalda. También tienen la habilidad de prescribir todas las terapias convencionales y complementarias que pueden ayudar al dolor agudo de la espalda baja. Puedes leer todo sobre estas terapias en los capítulos siguientes.

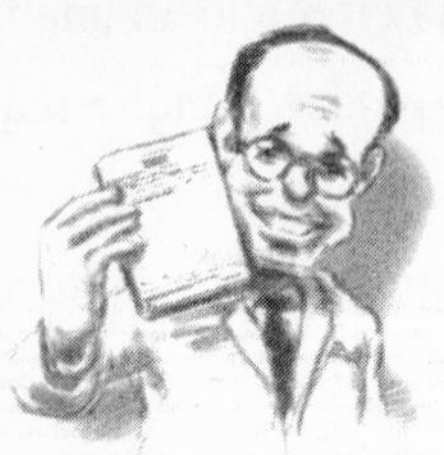

RESUMEN DE PRESCRIPCIÓN DEL DOCTOR BORENSTEIN

• Descansa en cama sólo si tienes dolor de piernas. De no ser así, limita el descanso en cama y camina lo más que puedas tolerar.

• Prueba analgésicos que se venden sin receta médica y medicamentos antiinflamatorios no esteroides.

• Conforme tu dolor de espalda se comience a resolver, haz ejercicio aeróbico de bajo impacto como caminar o nadar.

• No ejercites tu espalda demasiado pronto después del inicio de un episodio de dolor de espalda. Algunos ejercicios para la espalda pueden aumentar el dolor si los haces muy pronto en el proceso de curación. Expande tu "Zona de Comodidad" gradualmente.

• Mantén una actitud positiva e infórmate sobre tu espalda. Esta actitud positiva tiene un efecto benéfico en tu curación. Recuerda que la mayoría de los dolores de espalda se resuelven en dos meses. No asumas que tú serás la excepción.

5
Reconociendo y tratando el dolor "mecánico" de la espalda baja

La mayoría de los dolores de espalda se deben a causas mecánicas, como tensión muscular y trauma, degeneración de los discos y artritis, discos herniados y ciática, estenosis espinal y escoliosis. Aunque mi programa básico para aliviar el dolor de espalda ayuda a la mayoría de los dolores de espalda, es importante saber cuándo padeces una enfermedad que puede requerir tratamiento médico más amplio.

TENSIÓN MUSCULAR, ESPASMO Y TRAUMA

La tensión de la espalda es una lesión en músculos, fascia, ligamentos o tendones y es una de las causas más comunes de dolor de espalda baja. Los hechos cotidianos pueden causar tensión de la espalda. Puedes toser o estornudar y causar esta tensión o puedes levantar un objeto más pesado de lo que tus músculos y ligamentos pueden soportar. O puedes enfrascarte en un movimiento perfectamente ordinario como doblarte para recoger un calcetín.

Sin importar la causa, el daño a los tejidos de la espalda resulta una señal de reflejo que se envía a través del sistema nervioso local, con lo cual se alerta a todos los músculos conectados por el nervio que una de las estaciones en la red ha sido dañada. Esta alerta protege al músculo lesionado y deriva en un espasmo muscular, entiesa todos los músculos de la red aunque sólo un músculo se haya lesionado.

Este espasmo muscular en los músculos de la espina lumbar es muy parecido al calambre que puedes experimentar cuando corres, esquías o nadas. Aunque la severidad varía, el dolor puede ser avasallador, puede que hayas visto a un corredor olímpico tirarse al piso como resultado de uno de estos calambres. A veces, el espasmo muscular inmoviliza totalmente a una persona. Estos traumas musculares son relativamente comunes cuando los cuerpos no están bien preparados para una actividad ardua.

Ben, de 42 años, vino a verme con una típica historia de invierno. Una tormenta de nieve de febrero había arrojado 20 centímetros de nieve en el camino que va de la acera a su cochera y tuvo que quitarla con una pala antes de que se endureciera y se hiciera hielo. Como jugaba tenis en el verano y usaba la caminadora durante el invierno, pensó que estaba en buena forma. Sin embargo, no levantaba pesas y salió a quitar la nieve con la pala sin calentar sus músculos y sin ropa adecuada para exteriores. Tras diez minutos de estar haciendo su trabajo con la pala, levantó una carga de nieve particularmente pesada y giró el cuerpo hacia la izquierda para colocarla en una nueva pila. Antes de que pudiera estirar el cuerpo, sintió un dolor severo en el lado derecho de la espalda baja y los músculos de su espalda se endurecieron mientras estaba ahí de pie. Con gran esfuerzo, se las arregló para entrar a la casa y meterse en la cama, donde, incidentalmente, su dolor aumentó. Al día siguiente, Ben llamó para decir que su espalda estaba tan rígida que no se podía mover. Le dije que saliera de la cama y que lenta y cuidadosamente caminara por su casa. Con el tiempo, Ben mejoró con una combinación de ejercicios y medicamentos sin prescripción médica. Sin embargo, este ataque de dolor le hizo prometerse que a partir de entonces contrataría a niños del vecindario para quitar la nieve de su camino.

Tratamiento

El endurecimiento muscular puede acompañar cualquier desorden que causa dolor en la espina lumbar. Los espasmos musculares se producen para reducir el movimiento y disminuir la irritación de las estructuras lesionadas y la mejor forma de aliviar los espasmos es seguirse moviendo. Los movimientos en aumento (gradual) alivian los espasmos y permiten que el músculo pruebe continuamente qué tanto se puede estirar. Conforme se alivia la irritación, los músculos regresarán a su tensión normal. No obstante, recuerde este punto: el primer lugar en lesionarse será el último en mejorar.

Además del movimiento gradual, los medicamentos (medicinas tipo aspirina), paquetes fríos (para aliviar el dolor inicialmente), una almohadilla de calor (para mejorar el flujo sanguíneo después) y ejercicios de estiramiento, todos son tratamientos adecuados que tú mismo puedes procurarte para aliviar la molestia de la tensión de espalda. Sin embargo, no todas estas terapias se requieren por lo que puedes recurrir a cualquiera de estos componentes (ver capítulo 4).

DEGENERACIÓN DE LOS DISCOS Y OSTEOARTRITIS (ESPONDILOSIS LUMBAR)

Después de los 30 años, los discos se vuelven menos efectivos y comienzan a parecer panqués. Además, la pérdida de espacio pone más presión en las articulaciones de la faceta en la parte trasera de las vértebras, un proceso que resulta en espondilosis lumbar. Estos cambios degenerativos suceden en todos nosotros conforme envejecemos, pero en algunos suceden antes.

Las articulaciones de la faceta normalmente permiten un movimiento hacia adelante y hacia atrás y no llevan peso, pero conforme disminuye el acojinamiento de los discos, cada vez se coloca más peso en las articulaciones de la faceta. Cuando las articulaciones de la faceta comienzan a llevar el peso, empiezan a desgastarse. Estos cambios finalmente conducen a la osteoartritis, la forma más común de artritis; la osteoartritis a menudo incluye también las rodillas o la cadera.

El acortamiento de los discos y los cambios en la articulación de la faceta pueden ser procesos sin dolor, pero también pueden causar un dolor de espalda severo y localizado. Las diferencias individuales son la regla y no podemos predecir quién sentirá dolor asociado con espondilosis lumbar. Los rayos X y las RMI pueden detectar cambios en las articulaciones y discos degenerativos, pero estas pruebas son incapaces de predecir el dolor futuro. Esto es importante porque muchos pacientes vienen a verme con RMI que demuestran degeneración en los discos, pero estos cambios pueden no tener consecuencias. Como se mencionó antes, varios estudios han mostrado que las personas que no tienen quejas ni un historial de dolor de espalda pueden mostrar una significativa degeneración de los discos cuando se les hacen pruebas radiográficas. Por otro lado, la osteoartritis de las articulaciones de la faceta pueden causar un significativo dolor de espalda que requiere atención para mejorar.

Casi todas las personas con espondilosis lumbar mejoran con terapia no quirúrgica. Los aparatos (discos artificiales) diseñados para reemplazar discos en la espina siguen en etapa experimental y de desarrollo. Necesitaremos muchos años más de pruebas antes de que el reemplazo de los discos esté disponible para un pequeño grupo de pacientes con dolor de espaldas intratable relacionado con enfermedad degenerativa de los discos.

Tratamiento con ejercicio y medicamentos

La degeneración de los discos y la osteoartritis se tratan primariamente con ejercicios. Si limitas el movimiento de tu espina, a menudo obtienes rigidez y fatiga. Agregue medicación si la función física está limitada por dolor de espalda local en aumento.

La osteoartritis de la espina lumbar se trata con analgésicos, medicamentos antiinflamatorios no esteroides y relajantes musculares en varias combinaciones.

Inyección en la articulación de la faceta para la osteoartritis

Si padeces osteoartritis, es probable que respondas a medicamentos orales y no necesites terapias adicionales, pero puede que seas uno de los pocos a quienes les aumenta el dolor cuando se doblan hacia un lado. La ubicación del dolor que se siente al doblarse de lado no cambia y está justo al lado de la mitad de la espalda. Estos síntomas son característicos de la artritis que afecta las articulaciones de la faceta. Cuando otras terapias no resultan efectivas, las inyecciones en la articulación de la faceta ayudan a disminuir el dolor.

La probabilidad de éxito aumenta cuando las inyecciones se ponen con ayuda de rayos X de manera que la aguja pueda colocarse exactamente en la articulación. Bajo guía fluoroscópica, la inyección de anestesia y corticosteroides disminuye la inflamación de la articulación y los nervios que proporcionan sensación a esta área. El efecto benéfico de la inyección puede durar días o meses.

Un método más permanente pero menos invasor para disminuir el dolor en la articulación de la faceta es el uso de calor (radiofrecuencia) o frío (crioablación) en los nervios que proporcionan sensación a las articulaciones de la faceta. El objetivo de esta terapia es la destrucción de los nervios de la articulación de la faceta al quemarlos o congelarlos. Se espera que el procedimiento destruya todos los nervios que causan dolor, sin dañar ninguno de los nervios que conectan los músculos.

Estos procedimientos requieren que estés despierto mientras te ponen las inyecciones. Incluso cuando el procedimiento se hace adecuadamente, puede que no se alcancen todas las fuentes del dolor. Además, el procedimiento mismo tiene el potencial de causar un aumento en el dolor de la espalda baja. En consecuencia, añado este procedimiento como parte de una prescripción completa sólo en los casos más severos de síndrome de la faceta que han sido resistentes a medicamentos antiinflamatorios no esteroides, relajantes musculares, ejercicios y narcóticos de acción prolongada.

Osteoartritis de la cadera

La artritis de cualquier tipo que afecta la cadera puede causar dolor en la ingle. Los nervios que proporcionan sensación a la cadera también influyen en los músculos en la espalda baja y el muslo. El dolor de la cadera también se extiende hacia la rodilla y la enfermedad de la cadera puede aparecer como dolor en la espalda baja o dolor en el muslo. Si padeces artritis en la cadera, puedes tener dificultad para caminar y es posible que lo atribuyas a tu espalda.

Ellen, una abogada de 55 años, tuvo dificultad para caminar por seis meses. Su dolor estaba localizado en la nalga derecha y en la espalda baja y aunque no podía recordar cuándo había comenzado notó un incremento gradual en la severidad de sus síntomas. Fue con otros dos médicos que centraron su atención en su espina lumbar como la causante de los síntomas, aunque los rayos X y un registro de RMI de su espina no revelaban anormalidades. A pesar de la falta de problemas en la espina lumbar, su dolor de espalda aumentó y cada vez tenía más dificultades para pararse de una silla o salir de la cama en la mañana. El dolor de Ellen también tuvo un efecto perjudicial en la relación sexual con su marido porque tenía dificultades para encontrar una posición cómoda durante el sexo, una posición que no le causara más dolor en la nalga derecha.

Tenía un rango de movimiento normal en la espalda, pero cuando movía su cadera derecha al rotar el pie lejos del centro de su cuerpo, experimentaba su "dolor" de espalda. Una placa de rayos X de su pelvis, en oposición a la espina lumbar, reveló un acortamiento significativo del espacio de la articulación y formación ósea adicional. Cuando se le preguntaba si en el pasado había tenido trauma en la cadera, esta abogada que cojeaba recordó un accidente al montar a caballo en el que cayó sobre la cadera, pero sólo se hizo una fuerte herida sin fractura alguna. Esta vieja lesión era la fuente probable de sus problemas actuales. Sugerí tratamiento con ejercicio para estirar su pierna y medicamentos antiinflamatorios. Actualmente, Ellen camina sin cojear, pero puede ser candidata a reemplazo de cadera en el futuro.

DISCO HERNIADO Y CIÁTICA

En términos médicos, un disco herniado es una ruptura del núcleo pulposo (el centro de gel) a través del anillo fibroso, la llanta exterior de los discos intervertebrales (figura 5.1). En lenguaje popular, comúnmente se hace referencia a esto con el nombre incorrecto de "disco deslizado", pero los discos no se deslizan, se hernian.

La mayoría de las rupturas de los discos suceden entre los 30 y los 40 años, época en que los discos contienen una cantidad normal de gel y la llanta exterior está comenzando a desgastarse. Puede que el gel se quede dentro de la llanta, lo que es una *protrusión del disco* o puede escapar hacia fuera de la llanta por completo, lo cual es una *extrusión del disco.* Las piezas que han salido del disco pueden moverse hacia arriba o hacia abajo del canal espinal y los discos pueden sobresalir hacia el frente, los lados o hacia atrás (ver figura 5.1).

Los discos que han sufrido protrusión o extrusión pueden no ser dolorosos a menos de que irriten los nervios espinales en el canal espinal. El cuerpo reconoce la posición anormal del disco e intenta quitar la anormalidad. La inflamación que se desarrolla cuando la pieza del disco ha salido se reconoce como "tejido extraño" en el canal espinal, puede ser mayor que la inflamación que se desarrolla cuando hay una simple protrusión. La liberación de enzimas activadas disuelve la porción herniada del disco, pero puede también inflamar al nervio cercano. Una vez que el nervio está inflamado, la ciática (dolor radicular) se genera en la pierna.

La ciática causada por un núcleo pulposo herniado por lo general conduce a dolor de pierna que empeora al estar sentado y mejora al estar de pie o acostado en la cama, con una almohada bajo las rodillas. En muchos casos, la ciática está precedida por un historial de episodios intermitentes de dolor en la espalda baja en cuyo momento la llanta

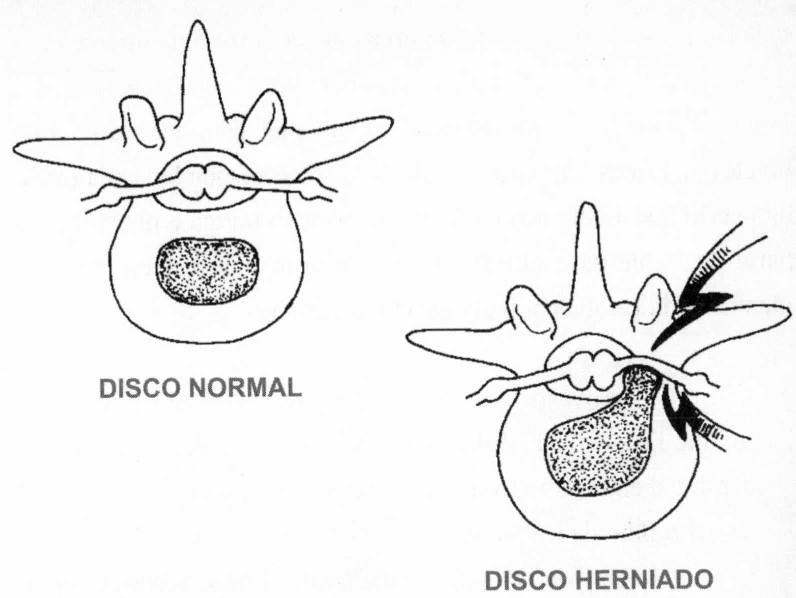

Figura 5.1 En un disco normal, el centro de gel permanece al centro del disco. En un disco herniado, el centro de gel ha escapado de su recubrimiento y ha invadido el canal espinal para comprimir el nervio espinal.

exterior del disco se estira y está bajo tensión. El dolor en la espalda baja puede disminuir una vez que el disco se ha herniado porque la llanta exterior ya no está bajo tensión. Entonces, un dolor que corre hacia la pierna y el pie, reemplaza al dolor en la espalda baja. El dolor corresponde al nervio inflamado causado por el gel de un disco que presiona al nervio. La mañana es el momento del día en que más se asocia con el aumento de fuerza en el disco porque tus discos absorben agua durante la noche mientras estás acostado. Como se mencionó en el capítulo 1, eres más alto por la mañana y más bajo al final del día conforme la gravedad empuja agua fuera de tus discos, haciéndolos, en consecuencia, más delgados.

Cualquier disco en la espina lumbar puede sufrir una ruptura, pero los que se encuentran al final de la espina lumbar se hernian con más frecuencia porque llevan una porción mayor del peso del cuerpo. Los niveles de discos lumbares L-3, L-4 y L-5 corresponden cada uno a un nervio que afecta una parte diferente de tu pierna o pie. Saber la parte de la pierna o el pie que está adormecida o débil ayuda a identificar la localización del nervio inflamado.

- El nivel nervioso L-3 – L-4 corre hacia el muslo y afecta la rodilla. El L-4 crea pérdida de sensación al frente de tu muslo y debilidad en la parte frontal y posterior de tu cuádriceps, y pérdida del reflejo de la rodilla.
- El nivel nervioso L-4 – L-5 corre hacia el dedo gordo del pie e incluye pérdida de sensación al frente de la parte baja de la pierna y debilidad en el dedo gordo del pie, caída del pie al caminar sobre los talones, pero nada de pérdida de reflejo.
- El nivel nervioso L-5 – S-1 afecta el músculo de la pantorrilla y el final del pie con debilidad y pérdida de sensación desde la pantorrilla hasta los tres dedos de la punta del pie. Hay pérdida de reflejo en el tobillo.

Estos patrones están muy relacionados con el nivel de hernia del disco y con la compresión del nervio. Es tan característico que la evaluación adicional con rayos X o una RMI no es necesaria para iniciar el tratamiento de la ciática.

La progresión de anomalías en el sistema nervioso corresponde al nervio inflamado, desde no tener ninguna anormalidad, a una pérdida de reflejo y sensación hasta, finalmente, debilidad muscular. Pierdes sensación antes de que tu pierna se vuelva débil porque la parte del nervio que se adhiere a los músculos está muy adentro y está rodeada en el exterior por la porción sensorial del nervio. Si estiras la pierna, el nervio inflamado causa dolor hacia abajo de tu pierna. Si la mueves mientras estás acostado, habrá un punto en donde el nervio afectado aumenta el dolor. En esta posición plana, doblar el pie hacia tu cabeza empeora la ciática.

El dolor es más profundo y agudo y progresa de la espalda hacia abajo en la pierna involucrada, pero la ciática puede variar en intensidad. Puedes experimentar punzadas y piquetes o una sensación de quemazón, típicas del dolor radicular. El dolor puede ser tan severo que tu espalda está "cerrada" o puede ser un simple dolor débil que aumenta con el movimiento. El dolor empeora cuando te doblas hacia adelante y mejora cuando te doblas hacia atrás. Es característico que las personas con discos herniados sientan dolor al sentarse, manejar, caminar, toser, estornudar y al tener movimiento intestinal. Tienen gran dificultad para doblarse hacia adelante porque la rigidez en los músculos limita el movimiento. Caminar es difícil porque la pierna afectada no se moverá hacia adelante en una forma normal y parecerá incapaz de sostener tu peso.

Un disco herniado en un nivel más alto de la espina lumbar también puede causar dolor en la parte anterior del muslo; en este caso es importante la evaluación con un médico que escuche tu problema. Ningún médico puede atender todos los problemas asociados con el dolor en la parte anterior del muslo. Sin embargo, tu médico debe ser capaz de identificar la categoría general del problema y recomendarte otro doctor con experiencia para evaluar y tratar tu problema.

Disco herniado: tratamiento sin cirugía

Muchos estudios reportan un buen resultado con terapia médica no quirúrgica en 80% o más personas con un disco herniado, a quienes se les dio seguimiento durante cinco años. El elemento primario del tratamiento es el movimiento, aunque los primeros días después del inicio de ciática, el descanso en cama puede ser necesario para disminuir el dolor.

Estar acostado sobre la espalda con una almohada bajo las piernas o descansando, apoyado de lado, con una almohada colocada entre las piernas quita tensión al nervio inflamado y disminuye la presión en el disco herniado. Sin embargo, debes empezar a caminar en una superficie plana tan pronto como sea posible. Debes subir y bajar escaleras con mucho cuidado debido a la debilidad de las piernas.

La terapia con medicina bajo la forma de antiinflamatorios, relajantes musculares y narcóticos es útil. Los antiinflamatorios no esteroides son el soporte principal de la terapia para discos muy herniados con compresión nerviosa, debido a sus propiedades analgésicas y antiinflamatorias. La inflamación, que tiene que ver con el nervio, es la causa principal del dolor de piernas; los antiinflamatorios no esteroides disminuyen la inflamación que rodea al disco y al nervio reduciendo, como consecuencia, el dolor.

Hal, de 45 años, un cabildero de Washington, me dijo que sus dolores comenzaron cuando levantó un pesado equipaje después de un viaje de negocios. Luego de dos días desarrolló un dolor de espalda que comenzaba a radiar hacia su muslo izquierdo. Entonces, notó un área adormecida sobre la parte superior de su muslo y un ligero desequilibrio cuando subía o bajaba escaleras. Su examen reveló fuerza muscular normal, pérdida de la sensación de pinchazos en la parte frontal del muslo, pérdida del reflejo L-4 en la rodilla y dolor que corría hacia abajo de la parte frontal del muslo cuando levantaba la pierna, una prueba positiva de levantamiento de pierna estirada.

El examen de Hal reveló una hernia del disco en el nivel L-3 – L-4, con impacto de la raíz del nervio L-4 a la izquierda. Hal tenía la opción de una RMI, pero yo sugerí que el examen no alteraría la terapia recomendada en la etapa inicial de este problema, a menos de que desarrollara mayor debilidad. Le complació escuchar que una RMI no era necesaria, ya que palidecería ante la idea de meterse en el espacio cerrado del escáner.

A Hal lo trataron con una combinación de Voltarén XR (un medicamento antiinflamatorio no esteroide) dos veces al día, prednisona (un corticosteroide) y oxicodona (un narcótico) hasta cuatro pastillas al día para el dolor y un programa de ejercicio de extensión.

En diez días, su dolor de espalda y de muslo comenzó a mejorar. A su reflejo le tomó ocho semanas regresar y su adormecimiento tardó tres meses en resolverse. Gradualmente, Hal dejó de tomar los medicamentos; primero los narcóticos para aliviar el dolor, luego la prednisona y, finalmente, el Voltarén. A los cinco meses tenía un dolor mínimo en la espalda si se quedaba de pie por un periodo prolongado.

Disco herniado: indicaciones para cirugía

En algunos casos, la cirugía para quitar la parte del disco que está ejerciendo presión en el nervio se debe indicar. Sin embargo, las indicaciones para cirugía no siempre son claras, lo que hace que la decisión sea difícil para muchas personas. Para las pocas personas con pérdida de la vejiga o de la función intestinal (síndrome de compresión de cauda equina o CCE) asociado con una gran hernia en el disco, la cirugía es la única opción.

La otra indicación para cirugía temprana es debilidad muscular progresiva. Si tu pie está en una posición caída y no lo puedes levantar, se debe considerar la intervención quirúrgica. Aunque puedes recuperarte de esta situación, el proceso puede durar un periodo prolongado. Los factores que tienen que ver en el proceso de decisión incluyen tu tolerancia al dolor, la respuesta emocional, las demandas de trabajo y otros aspecto de tu estilo de vida.

Recuerda la siguiente afirmación que se aplica a la gran mayoría de personas con dolor de espalda: *La cirugía de los discos de la espina lumbar se hace para aliviar el dolor de piernas, no para el dolor de espalda.* Esta afirmación es importante porque la cirugía de la espina lumbar alivia la compresión en los nervios que causan la ciática y el dolor de piernas. La cirugía se hace en la espina lumbar y, sin importar qué técnica se use, ésta se lesiona durante la cirugía.

Una vez que la compresión se quita, la ciática se cura. Si se ha descomprimido el nivel apropiado del disco, el dolor desaparece rápidamente y el adormecimiento mejora en un periodo mayor. Lo que a menudo ofrece la cirugía es hacer que una situación intolerable se vuelva tolerable (ver capítulo 10).

CUERPOS VERTEBRALES ROTOS (ESPONDILOSIS Y ESPONDILOLISTESIS)

Las placas de cartílago permiten el crecimiento de los huesos mientras somos jóvenes y una de esas placas existe en la lámina de las vértebras que están entre las articulaciones. Conforme maduramos, nuestros huesos se vuelven sólidos y las placas se cierran. La espondilosis y la espondilolistesis suceden a causa de un rompimiento en la sección trasera de una vértebra.

Si actividades físicas durante la niñez, como la gimnasia, que incluye doblarse hacia atrás, causan suficiente tensión en esta placa de cartílago, ésta no cerrará. Esto es una *espondilosis*. Si se coloca suficiente tensión en la placa de cartílago, entonces el final frontal de la vértebra, que ya no está adherido a la parte trasera de la vértebra, se mueve hacia adelante y la inestabilidad deriva en una *espondilolistesis*, comúnmente conocida como vértebra deslizada (ver figura 5.2). Esta inestabilidad ocurre más frecuentemente en el espacio intervertebral L-5. Debido a que estas anormalidades espinales suceden durante el crecimiento activo en la infancia, se denominan *espondilolistesis del desarrollo*. Para algunos, la inestabilidad permanece sin dolor a lo largo de toda la vida. Incluso, individuos físicamente activos como los jugadores de futbol pueden permanecer libres de dolor. Quizá no estés al tanto de la presencia de una espondilolistesis, pero se puede identificar por casualidad cuando se toma una placa de rayos X del abdomen o de la espina por otra razón.

ESPONDILOLISTESIS

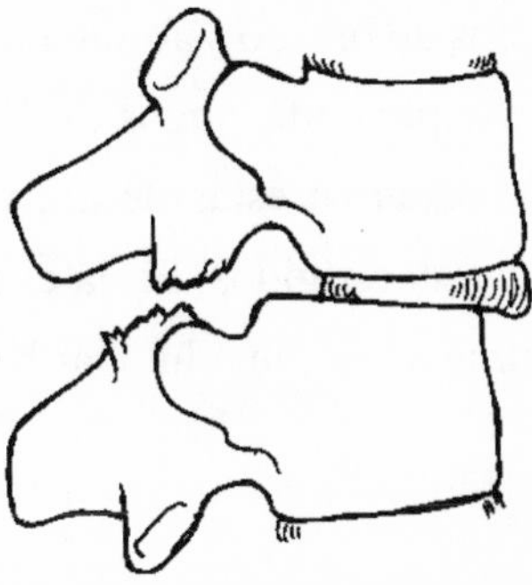

Figura 5.2 Espondilolistesis, una rotura en la vértebra que permite un deslizamiento hacia adelante.

Otra forma de espondilolistesis ocurre conforme envejecemos y se desarrolla debido a que las articulaciones de la faceta cambian de forma. Esto significa que las articulaciones no pueden mantener a la espina en su posición normal y, en consecuencia, esas articulaciones permiten el deslizamiento hacia adelante o hacia atrás. Este problema, llamado *espondilolistesis degenerativa*, es una forma de osteoartritis espinal y sucede más comúnmente en el nivel L-4.

Síntomas

La espondilolistesis lumbar se caracteriza por una espina inestable. La parte frontal de la espina, el cuerpo vertebral, no se adhiere a la parte trasera de la espina, las articulaciones de la faceta. En la mayoría de las personas, los ligamentos y músculos soportan la espina sin movimiento anormal. Sin embargo, algunas personas tienen un movimiento anormal de la espina al estar de pie y se sienten mejor en una posición hacia adelante. El dolor de espalda, con o sin dolor de pierna, sucede conforme el deslizamiento se vuelve más significativo y en ese punto necesitas limitar el levantamiento de objetos pesados. La terapia incluye ejercicios de braceo y fortalecimiento.

La espondilolistesis presenta pocos síntomas mientras estás sentado y mucho dolor cuando estás de pie y, por lo general, los músculos de las corvas están rígidos. En la espondilolistesis severa es visible una hendidura en la espina lumbar baja.

Tratamiento

Por lo general, la espondilosis no requiere terapia. Sin embargo, cuando es necesario, la espondilolistesis sintomática se puede tratar con ejercicios de flexión (doblarse hacia adelante), usar una faja para dar soporte a la espina y medicamentos antiinflamatorios para disminuir el dolor. Cuando el uso de una faja no puede controlar el dolor, la cirugía de la espina lumbar (fusión ósea) es necesaria, pero esto no es común. Esta operación puede ser muy útil para los pacientes más jóvenes de espondilolistesis con dolor persistente de la espalda baja (ver capítulo 10).

SÍNDROME PERIFORME

El músculo periforme está localizado muy adentro de la nalga. El músculo tiene su origen en las vértebras sacras y se estira para insertarse en el fémur. El músculo trabaja para rotar el muslo lateralmente. El nervio ciático corre bajo el músculo periforme en donde deja el canal espinal y corre a través de la hendidura de la ciática y viaja hacia abajo de la pierna.

Cualquier desorden que irrita al músculo periforme causará que éste se contraiga, comprimiendo también al nervio ciático. Esta compresión causa un dolor difuso hacia abajo de la pierna que no sigue un solo nervio. Esta característica diferencia al síndrome periforme de la compresión del nervio, asociada con un disco herniado. Con este síndrome tendrás dificultad para caminar debido al dolor de pierna. Las mujeres pueden experimentar dolor vaginal y pélvico durante la relación sexual. El dolor empeora cuando el músculo se estira.

Los exámenes de electrodiagnóstico documentarán la compresión del nervio en el área de la nalga y una RMI puede detectar un músculo alargado dentro de la pelvis. La terapia incluye ejercicios de estiramiento, analgésicos, medicamentos antiinflamatorios y relajantes musculares. Inyecciones de anestésicos locales y corticosteroides en los músculos (ver capítulo 7) pueden ayudar con el dolor persistente.

ESTENOSIS ESPINAL

Conforme disminuye el espacio en el canal espinal, se coloca más compresión en los nervios que se encuentran dentro de éste. Esto da como resultado un estrechamiento (estenosis). La degeneración de los discos y la osteoartritis de la espina lumbar causan una disminución en el espacio que hay dentro del canal espinal. Algunos afortunados nacen con canales espinales más grandes, pero otros tienen canales con una forma que, desde temprana edad, disminuye el volumen de la espina.

Las estructuras que le quitan espacio al canal espinal incluyen hueso extra alrededor de las articulaciones (osteófitos), discos degenerativos y ligamentos doblados que delinean el interior del canal (ligamentos amarillos o flavos). La estenosis lumbar puede aparecer en el centro o en un lado del canal espinal o del foramen que se abre hacia la raíz del nervio. Esas áreas de compresión del canal espinal están relacionadas con dolor en diferentes lugares de las piernas:

- La estenosis central causa dolor en las dos piernas al caminar.
- La estenosis lateral causa dolor hacia abajo de una pierna al estar de pie.

- La estenosis de un foramen neural causa dolor de piernas que permanece, sin importar la posición.

La disminución de flujo arterial en la pierna (claudicación vascular) se debe diferenciar del dolor de pierna que es secundario a la estenosis espinal. La claudicación vascular, que es uno de los síntomas más importantes de enfermedad cardiovascular, causa dolor de piernas en actividades como caminar o correr. Estar de pie, sin caminar, no causa dolor en la claudicación vascular.

El dolor asociado con la estenosis espinal puede causar dolor en la espalda, las nalgas, el muslo, la parte inferior de la pierna o el pie. El dolor aparece en cualquier combinación de lugares, de la espalda baja al pie. Puede que sientas dolor sólo en la pierna y nada en la espalda. Además del dolor, también sentirás adormecimiento, sensaciones inusuales como hormigueo (parestesias) y debilidad en las extremidades inferiores. Las personas con estenosis espinal son capaces de usar una bicicleta fija o subir escaleras o una pendiente sin dificultad. Sin embargo, estar de pie o bajar las escaleras o una pendiente, duele. La estenosis espinal causa dolor en las piernas al caminar o estar de pie porque esta postura ocasiona el estrechamiento del volumen del canal espinal y detiene el flujo sanguíneo a los nervios espinales. Esta posición puede causar presión directa en los nervios por estructuras en el canal incluyendo articulaciones, ligamentos o discos. Cuando te doblas hacia adelante o te sientas, tu postura aumenta el volumen en el canal y restaura el flujo de sangre al nervio.

Debido a que la estenosis puede aparecer en múltiples niveles de la espina y más de un nivel puede causar dolor de piernas, es esencial una correlación cuidadosa entre tus síntomas y los descubrimientos radiográficos para determinar las áreas críticas de la estenosis. Éste es el momento en el que los exámenes de electrodiagnóstico pueden ser útiles para separar desórdenes nerviosos centrales de los periféricos, al igual que para determinar el nivel en el que está involucrado el nervio central.

A veces, los síntomas de estenosis de la espina lumbar son poco usuales. A comienzos de mi carrera como médico, Evan, de 64 años, vino a verme con una de las peticiones menos usuales que he oído. Evan, un ejecutivo de una enorme compañía, estaba abatido porque su molestia física tenía efectos perjudiciales en su matrimonio y quería que yo diagnosticara y tratara rápidamente su problema ¡y que salvara su matrimonio!

Su problema comenzó un año antes de su visita a mi consultorio. Al estar de pie, el dolor que sentía en la rodilla derecha aumentaba y se aliviaba cuando se sentaba. Varios médicos habían examinado su rodilla, pero ninguna anomalía apareció en los rayos X y en la RMI de su rodilla. La fisioterapia y las rodilleras para dar soporte no tuvieron ningún efecto.

Pero, ¿de qué manera eran relevantes sus problemas de rodilla para su matrimonio? Evan no sólo trabajaba mucho, también jugaba *squash* tres veces por semana sin ningún dolor significativo en la rodilla, pero si su esposa quería bailar con él, su giro por la pista duraba sólo entre tres y cuatro minutos debido a su dolor en la rodilla. Naturalmente, su esposa no entendía cómo podía jugar *squash* por horas y horas pero no podía bailar por más de cuatro minutos. ¡Ella sospechaba que tenía un amorío! Evan me aseguró que amaba a su esposa y que no la estaba engañando.

La respuesta al problema del ejecutivo salió en su historial. Cuando jugaba *squash*, estaba doblado hacia adelante, una posición que alivia la estenosis espinal. Cuando bailaba, estaba de pie, una postura extendida que incrementa los síntomas de la estenosis espinal. Cuando lo examiné, su rodilla estaba normal, pero cuando le pedí que se pusiera de pie, en una postura extendida por unos cuantos minutos, su dolor de rodilla regresó aunque se quitó cuando se sentó. Una RMI de su espina lumbar reveló estenosis espinal y una tanda de inyecciones de corticosteroides epidurales y medicamentos antiinflamatorios no esteroides mejoró su situación. Pronto, Evan era capaz de jugar *squash y* bailar con su esposa. Creía que el diagnóstico había salvado a su matrimonio.

El caso de Evan es un ejemplo de una situación en la que el examen físico no revela un problema a menos de que te esfuerces hasta que los síntomas aparezcan. En ese momento, cambios sensoriales, musculares y reflejos pueden volverse anormales, pero éstos se revierten cuando se cura el dolor de espalda y de piernas. Simples rayos X de la espina lumbar pueden demostrar enfermedad degenerativa de los discos con estrechamiento de la articulación de la faceta, pero tal vez no expliquen los síntomas que estás experimentando. Una RMI puede ser útil para identificar la ubicación del impacto del nervio. La TC es aún mejor que una RMI para visualizar los cambios óseos asociados con la estenosis espinal.

Sin importar los resultados de los exámenes, la correlación entre síntomas y cambios anatómicos no está tan íntimamente relacionada en la estenosis espinal como en los discos herniados. Esto tiene importantes implicaciones para el papel de la cirugía en el tratamiento de la estenosis espinal.

ESTENOSIS ESPINAL: TRATAMIENTO SIN CIRUGÍA

El tratamiento de la estenosis espinal comienza al informarse sobre las mecánicas de la espina y la forma en que tus síntomas aumentan y disminuyen con esta enfermedad. Entenderás por qué te gusta doblarte sobre el carrito del supermercado para evitar el dolor de piernas. Los síntomas de la estenosis espinal mejoran si te sientas, pero no puedes estar así todo el tiempo. Aquí es donde entra la terapia con medicamentos, porque puede ayudar a mejorar la función.

Los medicamentos antiinflamatorios no esteroides ayudan a tratar el dolor de la osteoartritis, que es la causa principal de estenosis espinal, y estos son capaces de disminuir la hinchazón en la articulación de la faceta al igual que en los tejidos blandos en el canal espinal, pero hay riesgo de úlceras estomacales. Medicamentos recientes, los inhibidores COX-2, pueden ser especialmente útiles para pacientes mayores con osteoartritis que tienen riesgo de desarrollar úlceras. (Ver capítulo 7, para saber más sobre estos medicamentos).

Las inyecciones corticosteroides epidurales pueden ser útiles para el dolor de piernas asociado con estenosis espinal. Sin embargo, la secuencia de inyecciones es diferente para la estenosis espinal que para un disco herniado porque las anormalidades subyacentes son diferentes. Con un disco herniado, la aguda respuesta inflamatoria actúa en los tejidos blandos (el gel en el disco) que están herniados. La reacción inflamatoria puede quitar la parte herniada del disco. Al mismo tiempo, la respuesta inflamatoria irrita el nervio espinal. Para controlar la inflamación en un periodo corto, los epidurales se recetan como tres inyecciones durante un periodo corto.

Llamo a Betty, de 68 años, "la mujer que pedaleó alrededor del mundo en su bicicleta". Betty padecía estenosis espinal en múltiples niveles y un cirujano ortopédico había dicho que una operación para tantos niveles consistiría necesariamente en abrir aquellos que estaban comprimiendo sus nervios con lo que se ocasionaría un dolor de piernas que limitaría su caminar como a dos cuadras. Betty no quería la cirugía porque no estaba segura de cuál nivel era el más importante para controlar su dolor. En lugar de esto, eligió ponerse las inyecciones corticosteroides epidurales cuando sus síntomas lo requirieron. Esto significó una inyección cada cuatro o seis meses durante aproximadamente 12 años. Cuando no se ponía las inyecciones, otra vez tenía dificultad para caminar dos cuadras, pero con las inyecciones podía asistir a su club deportivo para ejercitarse con regularidad. Aunque limitada en la posición de pie, era muy funcional en la posición sentada, así que usaba una bicicleta estacionaria por lo menos cuatro días a la semana con regularidad. Su club deportivo contó los kilómetros que había recorrido y cuando pasó la marca de los 40 000 kilómetros le dieron un premio "alrededor del mundo" y, naturalmente, me lo quiso mostrar.

No podrás ponerte las inyecciones si estás tomando adelgazantes de la sangre para vasos sanguíneos tapados o para dificultades de válvulas cardiacas artificiales. Dosis bajas de prednisona pueden funcionar en lugar de las inyecciones epidurales. En personas de más edad, los corticosteroides son más tóxicos y se deben usar sólo si el medicamento tiene un significativo efecto benéfico en la función. Si las personas mayores son capaces de andar por ahí y no se les fuerza a vivir en aislamiento social a causa de su dolor de espalda y de piernas, el rango de riesgo-beneficio de las dosis bajas de corticosteroides, favorece al medicamento.

Estenosis espinal: indicaciones para la cirugía

Cuando el dolor interfiere constantemente al caminar o cuando el dolor de piernas se presenta inmediatamente al estar de pie, la cirugía para quitar la estenosis es apropiada. Si está presente un solo nivel de estenosis y se relaciona con los síntomas reportados, el resultado de la cirugía tiende a ser bueno. Hay una mayor dificultad cuando están presentes múltiples niveles de estenosis y los síntomas clínicos son difusos a lo largo de la pierna. En esas circunstancias, un cirujano experimentado puede completar una evaluación previa a la operación para determinar la magnitud de la cirugía de espina lumbar que se requiere para mejorar el dolor de piernas (ver capítulo 10).

ESCOLIOSIS

La escoliosis es una curvatura lateral en la espina en forma de una "S" (ver figura 2.1, en la página 36) cuya causa es desconocida en la mayoría de los casos.

La espina puede también girar como un sacacorchos (escoliosis rotatoria). Curvaturas menores de la espina son comunes y, por lo general, no se asocian con dolor ni disfunción.

Aunque le puede dar a los adultos, la escoliosis se asocia más frecuentemente con jovencitas y algunas escuelas ahora patrocinan programas de monitoreo que identifican adolescentes bajo riesgo durante una etapa temprana de la curvatura. Varios factores sugieren que una escoliosis temprana se está desarrollando: un hombro más alto que otro, un dobladillo desigual, la prominencia de un omóplato en comparación con el otro. Cuando la escoliosis se detecta tempranamente, el ejercicio y una faja pueden ayudar a evitar la cirugía más adelante. Algunos adultos, especialmente mujeres, pueden desarrollar la enfermedad entre las edades de 20 y 40 años. La mayoría de las curvaturas son estables y no avanzan con la edad. En personas de más edad la curvatura espinal se puede desarrollar cuando el espacio del disco se hace más angosto y las articulaciones espinales se deforman.

Cuando personas más jóvenes desarrollan curvaturas severas (más de 40 grados), el resultado es una lenta y espontánea progresión de la deformidad. La falta de equilibrio en la espina también se puede relacionar con desigualdades en el largo de las piernas, cuando una pierna es más corta que la otra. Sin embargo, muchas de esas diferencias tienen pocas consecuencias y todavía no sabemos qué grado de diferencia en el largo de las piernas está ligado con el dolor en la espalda baja. Levantar el talón de la pierna más corta es benéfico en algunos casos. La curvatura progresiva tiene secuelas, y órganos vitales en el pecho y el abdomen se pueden exprimir.

Curvaturas no críticas se tratan con ejercicios y medicamentos. Personas jóvenes con escoliosis severa requieren la colocación de varillas de metal (llamadas varillas Harrington) que alargan la espina y reducen la curvatura. Sólo cirujanos experimentados deben practicar esta operación.

La madre con varillas

Sonja se quejaba de un aumento en el dolor de espalda baja después de estar sentada frente a la computadora por largos periodos. De 45 años, Sonja tuvo escoliosis de adolescente y debido a que el uso de una faja no funcionó y la curva espinal era severa, le colocaron varillas de Harrington en la espina. Había dado a luz a dos niños sin dificultad, pero ahora su trabajo requería largas sesiones frente a la computadora. Estaba preocupada porque la curva empeoraba y las varillas se estaban desgastando.

Cuando examiné a Sonja, encontré que su curva no era peor que en la época cuando le colocaron las varillas. Sin embargo, la fuerza de las mismas varillas puede ejercer más presión en los discos y articulaciones de las vértebras en donde se adhieren los clips a la espina. Había desarrollado algo de artritis en estos sitios y se necesitaban ejercicios de rango de movimiento, con medicamentos no esteroides diarios. También se inscribió en un programa de ejercicios aeróbicos acuáticos (ejercicio en el agua) y nada tres veces por semana. Esta terapia combinada le permite vivir normalmente y hacer su trabajo frente a la computadora con una molestia mínima.

La historia de Sonja ayuda a disipar el concepto erróneo de que someterse a una cirugía de escoliosis significa movimiento limitado y una vida limitada. De hecho, la mayoría de los pacientes con escoliosis pueden llevar vidas normales, incluyendo tener hijos si lo deciden, siempre y cuando su problema se identifique a tiempo.

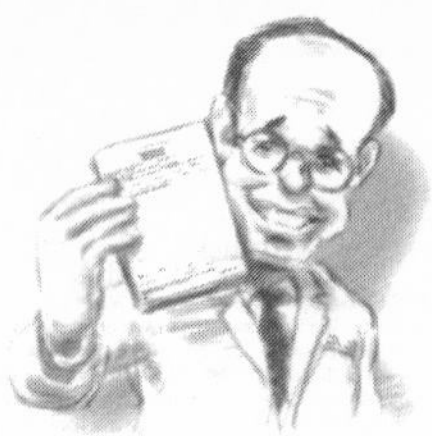

RESUMEN DE PRESCRIPCIONES DEL DOCTOR BORENSTEIN

- La tensión de la espalda es una lesión muscular en la espalda baja. Sigue moviéndote lo más que puedas tolerar.
- El estrechamiento de los discos es parte de un proceso natural de envejecimiento que puede ocasionar dolor de espalda. Los ejercicios de flexión (doblarse hacia adelante) ayudan a disminuir el dolor y a seguirte moviendo.
- La artritis en la cadera puede causar un dolor que se localiza en la espalda baja.
- Las hernias en los discos causan dolor en la espalda y las piernas, que empeora al sentarse. La ciática se puede curar con ejercicios de extensión (doblarse hacia atrás) y con medicamentos orales o inyectados. La cirugía de los discos se necesita para aliviar la debilidad muscular o el dolor que no se puede tratar.
- La estenosis espinal causa dolor en las piernas que empeora al caminar o al estar de pie. La terapia no quirúrgica ayuda a caminar distancias más largas. La cirugía mejora los síntomas, pero no impide que el problema regrese.
- Cuando la curva "S" de la escoliosis es severa, puede causar dolor de espalda.

6
Reconociendo y tratando las causas médicas del dolor de espalda baja

Muchas enfermedades médicas pueden causar dolor de espalda. Los diabéticos con daño en los nervios, por ejemplo, sienten dolor en la espalda al igual que en otras áreas. Un tumor óseo o un cáncer sin detección pueden ser la causa del dolor de espalda, al igual que problemas en órganos cercanos como los riñones o el sistema gastrointestinal. En general, el dolor en la espalda baja a causa de una enfermedad médica avanza lentamente y persiste a pesar del programa básico de cuidados. También tendrás alguno de los síntomas de banderas rojas mencionados en el capítulo 1, como fiebre o pérdida de peso. Es importante que tú y tu médico traten la enfermedad subyacente y no sólo el dolor de espalda.

INFECCIÓN

La fiebre persistente y/o la pérdida de peso que acompaña al dolor de espalda puede ser una infección o un tumor en la espina. Las infecciones bacterianas pueden afectar el hueso (osteomielitis), el disco (discitis) o la articulación (artritis séptica). La fuente de las bacterias puede ser una infección en la piel, el tracto urinario, la cavidad bucal o cualquier herida penetrante. Entre 1 y 2% de las personas que se someten a una cirugía espinal desarrollan una infección en el sitio de la operación. Para algunas el riesgo de infecciones se eleva.

Los diabéticos pueden tener una disminución en la inmunidad a las infecciones debido a bajos niveles de anticuerpos, al igual que los pacientes de sida (síndrome de inmunodeficiencia adquirida). Los consumidores de drogas pueden usar agujas que no están esterilizadas, lo que permite que las bacterias entren en el torrente sanguíneo y esas bacterias pueden emigrar a la espina y causar dolor.

El dolor causado por una infección avanza lentamente, pero se vuelve severo. Está presente en el descanso y se exacerba con el movimiento. Una infección se diagnostica tomando un cultivo del organismo, ya sea de una muestra de sangre o del área infectada de la espina, lo que requiere colocar una aguja en esta área. Una vez que se ha identificado a las bacterias, la infección se trata con antibióticos específicos que matarán al organismo. Puede que sea necesario drenar el área si los antibióticos no son suficientes. Entre más tiempo se tarde en detectar la infección, más probabilidades habrá de que se requiera un drenado quirúrgico.

TUMORES ÓSEOS Y CÁNCER

El cáncer relacionado con la espina lumbar puede causar pérdida del apetito, incluso antes de que comience el dolor de espalda, también puede darse pérdida de peso. Cuando aparece el dolor, por lo general progresa rápidamente. Los tipos de cáncer que afectan la espina lumbar generalmente se originan en otros órganos como la próstata en los hombres y los senos en las mujeres. El mieloma múltiple, un cáncer de la médula ósea, es el cáncer más común que se origina en los tejidos espinales.

Los análisis de sangre pueden indicar la presencia de un tumor. Los rayos X pueden no identificar la ubicación del tumor y un monitoreo óseo es una prueba sensata pero no específica para identificar lesiones óseas. La RMI y la TC identifican mejor tumores relacionados con los huesos y los tejidos blandos. Cuando se diagnostica un tumor, se hace una biopsia o extracción total del tumor, dependiendo del tipo, ubicación y tamaño. Los tumores óseos, benignos o malignos, de la columna espinal o de la médula espinal son la principal preocupación en las personas que sienten dolor por la noche o cuando están acostadas. El dolor ocurre cuando un tumor en expansión y la inflamación asociada con él comprimen los nervios espinales. Aunque no sabemos por qué, algunos tumores benignos de la espina son más dolorosos durante la noche que durante el día.

La RMI es el método más sensato para detectar anormalidades óseas, compresión en la médula espinal y la relación del tejido con lesiones del tipo de los tumores (neoplásticas). Este tejido anormal se examina bajo un microscopio para determinar si es benigno o maligno. La terapia depende del resultado de la evaluación diagnóstica. La extracción total del tumor es preferible, siempre y cuando no se sacrifiquen tejidos vitales.

Dennis, un vendedor de 24 años, pensó primero que el dolor de espalda nocturno que había padecido durante un año estaba relacionado con el hecho de que dormía en una cama diferente todas las noches mientras estaba de viaje. Finalmente, se dio cuenta de que las camas no eran su problema. El dolor de Dennis aumentaba por la noche, pero la aspirina los disminuía significativamente cuando estaba en casa en su propia cama. Una vez que dejaba de tomar aspirinas, el dolor regresaba.

Los rayos X de su espina mostraron una lesión en la vértebra L-3. Un registro óseo se vio "caliente" (aumento de actividad ósea) en la misma área sin ninguna área adicional de relación en el sobrante del esqueleto. Una TC identificó la ubicación exacta de la lesión y, como Dennis estaba cansado de tomar aspirinas diariamente, le sacaron el tumor. Era un *osteoma osteoide*, un tumor óseo benigno, así que la extracción fue todo lo que se necesitó para eliminar el dolor de espalda de Dennis.

ENFERMEDADES INFLAMATORIAS

Si la rigidez matutina dura una hora o menos, probablemente la causa es un desorden mecánico. Cuando dura varias horas, podría indicar artritis inflamatoria de la espina o *espondiloartropatía.* La artritis inflamatoria de la espina ocasiona que las proteínas y los glóbulos blancos que combaten la infección en el torrente sanguíneo ataquen las estructuras espinales. El recubrimiento de las articulaciones, el sinovium, se resbala e impide el movimiento. Con la espondiloartropatía, el cuerpo responde ante la inflamación depositando calcio en los tejidos inflamados. El resultado final es una espina con articulaciones de la faceta fusionadas y ligamentos calcificados.

La artritis reumatoide (AR) es una artritis inflamatoria común, pero no afecta la espina lumbar. La AR afecta la mayoría de las articulaciones en los brazos y piernas y la espina cervical, pero por razones que aún no se han comprendido, perdona la parte baja de la espina.

La artritis soriática sí causa dolor. Hasta 7% de las personas con soriasis, una enfermedad común de la piel, también desarrolla esta forma de artritis. La mayoría tiene lesiones en la piel ya sea anteriores o al mismo tiempo que la aparición de la artritis, aunque un pequeño número tiene síntomas característicos de artritis, pero ninguna evidencia de anormalidades cutáneas. La artritis puede estar presente entre diez y 20 años antes de que aparezcan las lesiones soriáticas de la piel.

Estas y otras enfermedades como la espondilitis anquilosante (EA), el síndrome de Reiter y la artritis de la enfermedad inflamatoria del intestino (IBD, por sus siglas en inglés) causan inflamación de la espina (espondilitis).

La espondilitis anquilosante y el síndrome de Reiter son más frecuentes en los hombres, mientras que la espondilitis soriática y la IBD se presentan con la misma frecuencia en hombres que en mujeres. La espondilitis anquilosante se presenta en 1% de la población estadounidense; el síndrome de Reiter es la causa más común de artritis entre los hombres jóvenes. La artritis soriática se presenta en 0.1% de la población general.

El dolor bilateral de la articulación del sacroilíaco se asocia con la EA y la artritis IBD y es la ubicación inicial de inflamación de articulaciones. El síndrome de Reiter y la espondilitis soriática pueden provocar dolor unilateral de la articulación del sacroilíaco y rigidez o afectar a la espina lumbar sin involucrar a las articulaciones sacroilíacas. La EA puede afectar sólo las articulaciones sacroilíacas o extenderse a lo largo de toda la dimensión de la espina a la espina cervical. La EA no es una enfermedad sólo de las articulaciones, pero a menudo está acompañada de inflamación severa de los ojos (iritis), que puede conducir a la ceguera si no se le trata. En muy pocos pacientes de EA, la válvula aórtica del corazón puede gotear y requerir reemplazo. La artritis IBD se presenta en personas con colitis ulcerativa y enfermedad de Crohn. La espondiloartropatía en estos pacientes tiene características similares a los de EA.

Los síntomas del síndrome de Reiter incluyen inflamación superficial de los ojos (conjuntivitis), inflamación del tracto urinario (uretritis) y artritis que afecta la espina y las articulaciones de las extremidades inferiores. El síndrome de Reiter también puede incluir fiebre, pérdida de peso y fatiga por la tarde. Un salpullido característico afecta las palmas de las manos, las plantas de los pies y también la punta del pene. Úlceras orales que no causan dolor también se presentan en personas con el síndrome de Reiter. En ocasiones, las víctimas de salmonelosis y epidemias de Shigella (que por lo general se dan en restaurantes y cadenas de comida rápida) desarrollarán el síndrome de Reiter.

La *chlamydia trachomatis*, un organismo que infecta el tracto urinario, está ligado con el inicio del síndrome de Reiter. (La infección que ocasiona la *chlamydia* es una enfermedad de transmisión sexual). Los enfermos de Reiter pueden desarrollar todo el conjunto de síntomas y signos, incluyendo gastrointestinales y urinarios, incluso si la infección inicial se dio en otro órgano del sistema.

El desafortunado asistente a una convención

Sydney, de 30 años, estaba en una convención de negocios en el Lejano Oriente y tuvo relaciones sexuales sin protección con una mujer que conocía, pero a quien no había visto en varios años. Después de regresar a casa, desarrolló fiebre, síntomas gastrointestinales incluyendo diarrea y un leve dolor en los talones. (El dolor en el talones es la inflamación de la adhesión de tendones al hueso, una ubicación común para la inflamación del síndrome de Reiter). Durante las siguientes dos semanas, Sydney tuvo un episodio de conjuntivitis y el dolor en las rodillas aumentó. Cuando su médico general lo vio, Sydney no mencionó su encuentro sexual ni ningún síntoma urinario y una evaluación de un desorden gastrointestinal fue negativa. Hasta que desarrolló dolor al orinar y salpullido en el pene surgió la posibilidad del síndrome de Reiter. Sydney desarrolló la mayoría de los síntomas de la enfermedad en los siguientes tres meses.

El diagnóstico fue una infección genitourinaria por *chlamydia* y lo trataron con una tanda de antibióticos y uno de los nuevos inhibidores COX-2 debido a su pasado historial de úlceras y al aumento del riesgo de sangrado al tomar aspirina. Después de seis semanas, todos sus síntomas salvo el dolor de rodillas desaparecieron y Sydney todavía toma el inhibidor COX-2 para controlar este dolor.

El caso de Sydney ilustra la confusión que puede surgir cuando se pasa por alto la fuente de la infección inicial. Siempre sé honesto con tu médico sobre el historial completo, incluyendo el sexual. Sydney también ilustra una de las consecuencias de tener sexo sin protección. Es completamente posible que la compañera de Sydney no supiera que llevaba la infección de *chlamydia*, porque a veces no produce síntomas visibles.

Encontrando espondiloartropatía

La espondiloartropatía causa rigidez en todas las direcciones del movimiento espinal y suavidad en las partes inflamadas de la espina. Los rayos X de la espina sacrolumbar ayudan a identificar cambios tempranos de la artritis, incluyendo pérdida de la curva lumbar (lordosis), erosión en las articulaciones sacroilíacas y acodadura de los cuerpos vertebrales. La parte frontal del cuerpo vertebral tiene una hendidura que va de la parte superior hasta abajo. Cuando un cuerpo vertebral sufre una acodadura, la inflamación erosiona la parte prominente de la zona superior y final de la curva. El cuerpo vertebral se vuelve un cuadro.

No necesitamos usar pruebas radiográficas más costosas para identificar las anormalidades esqueléticas de la espondilitis. La prueba de histocompatibilidad, un análisis de sangre, identifica factores genéticos que predisponen a la gente a desarrollar espondiloartropatía. El HLA-B27 es un marcador asociado con estas enfermedades pero por sí mismo no causa la enfermedad. Aproximadamente 8% de la población caucasiana estadounidense es B27 positiva y no tiene espondiloartropatía. Un total de 2% de todos los caucasianos HLA-B27 positivos padecen EA.

Tratamiento

El tratamiento para las espondiloartropatías incluye ejercicios de rango de movimiento y de respiración profunda. Los medicamentos antiinflamatorios no esteroides facilitan el movimiento, pero no curan la enfermedad ni impiden la calcificación. La terapia con antibióticos para el síndrome de Reiter es más útil al principio del curso de la enfermedad. La terapia tópica para la enfermedad soriática de la piel puede tener un efecto benéfico en la inflamación de las articulaciones. El control de la IBD también puede resultar benéfico para los síntomas de las articulaciones.

Dietas antiinflamatorias

Mis pacientes a menudo me preguntan si la dieta tiene algún efecto en su dolor de espalda baja. Sólo aproximadamente 10% del dolor de espalda baja está causado por un desorden inflamatorio como la artritis, las dietas que pueden disminuir la inflamación tienen el potencial de ayudar a la pequeña cantidad de enfermedades inflamatorias crónicas de la espina lumbar.

Las dietas de ayuno pueden afectar la función inmunológica que media en los desórdenes inflamatorios, pero esto es muy variable y controversial. Ayunar por algunos periodos puede disminuir desórdenes inflamatorios como la artritis reumatoide a través de un mecanismo de desnutrición que suprime los mecanismos de defensa del cuerpo. Sin embargo, el estrés del ayuno puede estimular de hecho al sistema inmunológico. El estado inmunológico también se ve afectado por la cantidad de ayuno, sea total o parcial. En cualquier caso, éste debe ser monitoreado de cerca.

La sensibilidad a los alimentos también puede estimular la respuesta inmunológica. El tracto gastrointestinal, en las personas que desarrollan artritis, puede permitir que algunos alimentos, que por lo general no se absorberían, como las proteínas de la leche de vaca, entren en el cuerpo. Cuando esto sucede, el cuerpo responde produciendo anticuerpos ante un aumento señalado de la respuesta inmunológica que se puede asociar con inflamación en las articulaciones, los músculos o los vasos sanguíneos. La experimentación con dietas de eliminación ha sugerido que puede ser útil quitar de la dieta huevos, leche, chocolate, trigo, frijoles y mariscos.

Las dietas vegetarianas, complementadas con nueces, huevos y lácteos (a menos de que haya alergia a estos alimentos), con antioxidantes y vitamina B también pueden disminuir la inflamación de las articulaciones. En general, reducir las grasas animales en la dieta y tomar suplementos antioxidantes puede disminuir el nivel de inflamación.

Eliminar alimentos de la dieta para controlar el dolor y la inflamación puede no ser tan útil como *agregar* algunos alimentos. Por ejemplo, consumir pescado de agua dulce como el salmón y la caballa pueden ayudar a disminuir la inflamación. La conexión entre los pescados y la inflamación tiene que ver con las grasas en las membranas de nuestras células. Estas grasas son las fuentes de los químicos que producen las prostaglandinas (PG), que son uno de los factores que favorecen la inflamación y el dolor. Los aceites del pescado, en especial la familia omega-3 de los ácidos grasos poliinsaturados (EPA, DHA), son diferentes a los aceites humanos (ácido araquidónico). Las prostaglandinas formadas con aceites de pescado son menos inflamatorias que las formadas con ácido araquidónico. Cuando consumes pescado de agua dulce, puedes reemplazar las grasas en las membranas de tus células con aceites de pescado. Esto a su vez da como resultado en menor inflamación y dolor.

Cualquiera de estas dietas necesita tiempo para funcionar. Además, es necesario implementar una sustitución significativa antes de que se den los efectos antiinflamatorios. Los suplementos de aceite de pescado pueden acelerar esta sustitución, pero cantidades de tres a cinco gramos al día pueden ser necesarias para obtener efectos benéficos. Tal vez necesites consumir tanto ácido graso omega-3 que empieces a oler a pescado.

Las fuentes de plantas que dan ácidos grasos especiales como el ácido gamalinoleico (AGL) incluyen los aceites de linaza, prímula y borraja. Estas fuentes de ácidos grasos también producen prostaglandinas que son menos inflamatorias. Para lograr un efecto antiinflamatorio, se necesita una cantidad significativa de estos aceites de plantas. El problema con algunos de estos ácidos grasos de plantas y pescados es que contienen calorías. Una consulta con un médico o nutriólogo resultará en una dieta que incluya estos ácidos grasos mientras se mantiene un consumo razonable de calorías diarias.

SÍNDROME DISH HIPEROSTOSIS ESQUELÉTICA IDEOPÁTICA DIFUSA

El síndrome DISH (por su nombre en inglés) afecta a la espina y a veces se confunde con la EA. Se distingue de la EA porque las articulaciones sacroilíacas no están afectadas mientras que la espina está alterada, dejando intactas las articulaciones de la faceta. Los dos desórdenes se confunden con frecuencia porque el DISH, al igual que la EA, causa calcificación de la espina. El DISH se presenta con más frecuencia en hombres caucasianos de 50 años o más, en comparación con la EA que afecta más a personas de treinta y tantos años. El DISH puede ser asintomático y a menudo se detecta sólo con rayos X.

La rigidez matutina y la disminución del rango de movimiento generalmente duran una hora o menos y el dolor de espalda está más alto en la espina cerca del tórax. No se ven afectados otros órganos aparte del hueso y las articulaciones y el HLA-B27 es negativo en pacientes con DISH. Los rayos X de la espina muestran calcificaciones derramadas (que parecen cera de vela) en la parte anterior de por lo menos cuatro vértebras torácicas. La espina lumbar se ve afectada con menos frecuencia.

El tratamiento para el DISH incluye movimiento (muy recomendado) y ejercicios de respiración profunda. No existe ninguna terapia que quite las calcificaciones de la espina y la extracción quirúrgica no es apropiada.

OCRONOSIS

Ésta es otra enfermedad rara y poco usual que se puede confundir con la EA. La ocronosis es causada por la acumulación en los tejidos de un ácido químico, homogentísico. Con el tiempo, este químico acumulado se vuelve negro y los depósitos ennegrecen muchas áreas, incluyendo las orejas y las partes blancas de los ojos. El químico también pasa a la orina, haciendo que se vea negra si se expone al sol. El mismo químico se asienta en los tejidos alrededor de la espina y causa calcificaciones que imitan la EA. No existe ninguna terapia efectiva. Afortunadamente, la ocronosis no es frecuente, pues se presenta en aproximadamente una entre diez millones de personas.

FIBROMIALGIA

La fibromialgia (FM) es un síndrome doloroso en el tejido blando que se caracteriza por dolor crónico en áreas blandas discretas, incluyendo la espina lumbar; pero no se asocia con ninguna anormalidad estructural de músculo, hueso o cartílago. El dolor persistente y la fatiga crónica asociados con la enfermedad impiden que quienes lo sienten puedan alcanzar su potencial completo. También trae consigo dolores de cabeza por la tensión, síndrome de intestinos irritables y presión baja.

Aunque hay controversia sobre la existencia de la FM, alrededor de 15% de las personas que visitan a un reumatólogo cubren los criterios de diagnóstico de este desorden. Las mujeres, particularmente jóvenes y de edad media, se ven afectadas con más regularidad que los hombres. Como en la mitad de los casos, el inicio de la FM parece seguir a una lesión, actividad física excesiva o estrés psicológico o emocional. El dolor puede ser incesante con duración hasta de 20 años o la molestia puede ser migratoria: ir y venir.

La fatiga también es una característica prominente de la FM y estos pacientes a menudo reportan tener un sueño sin descanso y sentirse exhaustos por la mañana. El clima frío o húmedo, el exceso de actividad, la inactividad total, el estrés, la menstruación y el mal sueño exacerban la FM. Los síntomas mejoran con actividad moderada, calor, clima seco y masaje.

Las áreas que son blandas al tacto se refieren como puntos blandos y más comúnmente se localizan en el borde superior de los hombros, las rodillas, los codos y la espina lumbar. No hay dolor fuera de esta área. Puede haber 12 o más áreas sensibles en alguien que padece FM. Además de identificar estos puntos blandos, un examen físico por lo general es normal. El diagnóstico de FM se basa en la eliminación de otras enfermedades.

El *American College of Rheumatology* (Colegio Americano de Reumatología) en 1990 reportó criterios de clasificación para la FM que incluyen un historial de dolor ampliamente esparcido por un mínimo de tres meses (dolor en cuatro cuadrantes del cuerpo) y dolor en 11 de 18 puntos cuando se palpa manualmente. Además, la presencia de otro desorden no excluye un diagnóstico de FM. En un estudio que tenía que ver con pacientes que se habían sometido a cirugía espinal y que fueron canalizados a un centro de espina para dolor lumbar, 12% tuvieron FM que complicaba su enfermedad, pero la FM había permanecido sin diagnosticar.

El tratamiento de la FM requiere un acercamiento multifacético. En muchas circunstancias, informar a los pacientes sobre su enfermedad es tranquilizante y alivia algunos síntomas. A la mayoría de las personas las anima saber que sus síntomas no "son todos mentales". Una vez que entienden que su enfermedad no pone en peligro su vida, ni es deformante ni degenerativa, aun en casos de dolor crónico, pueden ajustar su estilo de vida.

Tratamiento

El descanso y la relajación son importantes para pacientes con FM que trabajan en exceso. Por lo general, te alentamos para que permanezcas en el trabajo si es posible, mientras que, al mismo tiempo, evitas la fatiga excesiva. Ejercicios de rango de movimiento y de estiramiento se aconsejan para mejorar la función muscular y también es esencial un programa de ejercicios aeróbicos. También son útiles los tratamientos de calor.

Los medicamentos antiinflamatorios no esteroides reducen el dolor relacionado con la FM. El Tramadol (Ultram), un analgésico no narcótico, también puede ser útil. Para controlar el dolor localizado, se puede inyectar una combinación de un agente anestésico con un corticosteroide de acción prolongada en los puntos blandos.

Antidepresivos como el Elavil tricíclico (amitriptilina) y relajantes musculares como el Flexeril (ciclobenzaprina) aumentan la serotonina del cerebro para influir en el ánimo. El aumento en los niveles de serotonina reduce el dolor e induce el sueño. Los medicamentos llamados inhibidores selectivos de recaptación de serotonina como el Prozac (fluoxetina) o el Zoflot (sertralina) pueden ayudar a algunas personas, pero, en general, este tipo de antidepresivos no funcionan con tanta efectividad para la FM como los medicamentos tricíclicos.

El programa terapéutico básico para la FM incluye un agente tricíclico, información para el paciente y ejercicio aeróbico. Agregar medicamentos antiinflamatorios no esteroides es opcional y depende del dolor muscular del paciente. Inyectar los puntos blandos es útil si son pocos. A largo plazo, es esencial apegarse al programa.

SÍNDROME DE TENSIÓN MIOSITIS

La tensión muscular generalizada en personas con ansiedad crónica y estrés causa dolor y a este fenómeno se le ha dado un nombre: síndrome de tensión miositis (STM) El doctor John Sarno, que popularizó el diagnóstico de STM, sugiere que el sistema nervioso autónomo, en respuesta a emociones reprimidas como ansiedad y enojo, causa una disminución en el flujo sanguíneo hacia los músculos, lo que origina una privación de oxígeno conocida como isquemia.

De acuerdo con la propuesta del doctor Sarno, la isquemia es la razón del dolor en los músculos, tendones y ligamentos. También se piensa que la tensión muscular se presenta en una forma similar en la FM. De esta manera, Sarno propone que el STM y la FM son desórdenes similares y el tratamiento es psicológico, no físico. Si se quitan los pensamientos reprimidos, el dolor desaparecerá.

Aunque creo que el sistema nervioso central desempeña un papel significativo en la respuesta al dolor, no estoy de acuerdo con la hipótesis en la cual se basa el STM. He tenido varios pacientes con tensión en la espalda o fibromialgia que no han tenido un aumento en la tensión muscular aunque han estado extremadamente sensibles en algunos puntos, muchos de los cuales son sobre ligamentos o tendones, no músculos. Además, en comparación con los músculos, los ligamentos y tendones requieren cantidades mínimas de oxígeno para funcionar. La isquemia tendría un efecto significativamente diferente en esos tejidos.

Sin duda alguna, el dolor crónico te puede inquietar, pero estar inquieto no causa dolor en la espalda baja que se pueda modificar con cambios en las posiciones físicas. En cuanto a la terapia, estoy de acuerdo con el doctor Sarno en que la actividad física es benéfica para restaurar la función. Resolver asuntos estresantes es bueno para todos, tanto para quienes padecen dolor en la espalda baja como para los que no. Para controlar el dolor crónico es necesario reducir la ansiedad y revertir la fatiga. Pero, si tienes EA (inflamación de la espina), por ejemplo, no puedes esperar que tu dolor se vaya sólo porque resuelvas tu enojo con tu jefe o te cambies de trabajo o arregles otros problemas estresantes.

SÍNDROME DE DOLOR MIOFASCIAL

El dolor en la espalda baja es un síntoma común del síndrome de dolor miofascial (SDM). Recuerda que la fascia es la "envoltura plástica" que cubre tus músculos. El SDM es un síndrome de dolor regional con dos síntomas principales: un área localizada de profunda suavidad muscular (punto del desencadenamiento) acompañado por un nódulo palpable en el músculo y un área específica de dolor reflejo distante del punto de desencadenamiento.

La presión sobre un punto de desencadenamiento crea un dolor leve y molesto en un patrón reflejo que no sigue ninguna característica de la estructura muscular. Aunque los síntomas puedan sonar similares, la FM y el SDM no son la misma enfermedad. El SDM es un síndrome de dolor localizado con un inicio repentino y puntos de desencadenamiento que radian dolor. El tratamiento para el SDM incluye inyectar los puntos de desencadenamiento con anestésicos, con el uso de enfriamiento superficial y estiramiento muscular.

OSTEOPOROSIS

La osteoporosis es más común en las mujeres posmenopáusicas caucasianas, pero también afecta a las afroamericanas, asiáticas e hispanas. Los hombres no se pueden permitir ser complacientes, porque cuentan con aproximadamente 20% de casos de osteoporosis. Diez millones de norteamericanos tienen osteoporosis; otros 18 millones están en riesgo de padecer fracturas debido a una disminución en la densidad mineral ósea. Las ubicaciones principales de la osteoporosis incluyen la espina, el hueso de la cadera, la pelvis y la cintura.

Un hueso está compuesto por un marco de colágeno que funciona como las vigas de un edificio. Un complejo mineral que contiene calcio y fósforo forma el cemento que cubre las vigas. Justo como nuestros tejidos blandos están vivos y en continuo cambio, el hueso continuamente es remodelado por células que excavan (*osteoclastos*) y reconstruyen (*osteoblastos*). Nuestros huesos son una fuente constante de calcio para el torrente sanguíneo, que lleva el calcio por todo el cuerpo para que desempeñe su papel en varias funciones normales, incluyendo la contracción muscular. Durante nuestra juventud, el calcio se absorbe y se almacena en los huesos y predominan las células de construcción, los osteoblastos. A medida que envejecemos, las células de excavación, los osteoclastos, son más activas, lo que resulta en una pérdida de calcio. Si el contenido de calcio se vuelve demasiado bajo, el hueso se debilita y se corre el riesgo de una fractura.

El dolor espinal localizado en la mitad de la espalda sobre el hueso se asocia con desórdenes que fracturan o expanden el hueso. Cualquier proceso sistémico que aumente la pérdida de calcio del hueso (osteoporosis) cause muerte ósea (anemia de las células hoz) o reemplace células óseas con células inflamatorias o neoplásticas (mieloma múltiple), debilita los huesos vertebrales al punto de que una fractura puede ocurrir espontáneamente con trauma mínimo. Fracturas agudas crean un ataque repentino de dolor, pero éste puede ser la manifestación inicial del desorden subyacente.

Los factores primarios de riesgo para la osteoporosis incluyen: ser de sexo femenino, tener edad avanzada, padecer deficiencia de estrógenos, tener un historial familiar de osteoporosis, ser de raza blanca, estar bajo de peso, fumar y tener historial de fracturas. La osteoporosis también se puede presentar como una enfermedad secundaria por desórdenes médicos y medicamentos como el uso prolongado de corticosteroides como la prednisona. Hay cambios hormonales normales que suceden después de la menopausia que están ligados con la osteoporosis.

Si se han presentado fracturas en la espina torácica, una cifosis (joroba de Dowager) puede estar presente. Se trata de un curva exagerada hacia adelante de la espina torácica que empuja la cabeza hacia adelante. Los rayos X pueden mostrar alteraciones en el hueso, pero no revelan pequeñas fracturas. Un registro óseo puede detectar aumento en la actividad ósea justo después de que ocurre una fractura y una TC puede identificar la anormalidad. Sin embargo, localizar la lesión no es suficiente para permitirnos determinar la causa específica de los cambios en los huesos.

Las terapias disponibles incluyen estrógenos, moduladores selectivos receptores de estrógenos (MSRE), bisfosfonatos, calcitonina salmón y fluóridos. Todas estas terapias tienen beneficios pero también conllevan un riesgo de toxicidad. Discute las opciones individuales con tu médico, pero no lo pospongas; el momento para revertir la osteoporosis es ahora mismo.

El mejor tratamiento sigue siendo la prevención. Ve el capítulo 11 para más información.

DESÓRDENES SANGUÍNEOS Y ANEURISMAS

La hemoglobina es la proteína que lleva oxígeno a nuestros tejidos y si las proteínas que producen la hemoglobina desarrollan anormalidades, su capacidad para llevar oxígeno a los tejidos se ve afectada. Los glóbulos rojos también pueden cambiar de forma, lo que entonces impide el flujo en los vasos sanguíneos pequeños. Las hemoglobinopatías son un grupo de desórdenes sanguíneos que causan anormalidades en la hemoglobina que lleva los glóbulos rojos en nuestra sangre. El ejemplo principal es la anemia de las células hoz. Cuando los niveles de oxígeno son bajos, los glóbulos rojos pierden su forma normal y toman la forma de una hoz. Las células hoz tapan los vasos sanguíneos pequeños a lo largo del cuerpo, lo cual es parte de lo que llamamos crisis de las células hoz. Las vértebras de la espina son ubicaciones primarias para este cambio en los vasos sanguíneos. La falta de oxígeno ocasiona muerte de tejidos, en este caso, tejido óseo. La muerte ósea (necrosis avascular) se puede ver muy fácilmente en los rayos X de la espina lumbar.

Actualmente, no hay ninguna terapia disponible para revertir la simple sustitución de aminoácidos que resulta en la hemoglobina normal. En el futuro, la capacidad de sustituir un código genético normal en el lugar de códigos anormales ofrecerá la cura para esta enfermedad. Hasta que llegue ese momento, los pacientes con células hoz se tratan con fluidos intravenosos, medicamentos para el dolor y oxígeno.

Aneurismas

Un dolor pulsante puede presentarse en tu espalda baja con un aneurisma de la aorta abdominal. La aorta es el principal vaso sanguíneo arterial que suministra sangre del corazón al resto del cuerpo y corre justo frente a la espina lumbar. Un aneurisma es una debilitación en una pared del vaso y es análogo al debilitamiento en la pared lateral de una llanta. Conforme la llanta se debilita, la pared que queda experimenta un incremento de presión. Si la presión se vuelve muy fuerte, la llanta puede explotar. De manera similar, si la presión en la pared del vaso se presenta, entonces un aneurisma se romperá.

Puede que no haya ningún síntoma con un aneurisma de lento crecimiento, pero los cambios vasculares se pueden notar en los rayos X del abdomen tomados por otras razones. El dolor con frecuencia aumenta conforme crece el aneurisma. Los aneurismas abdominales se presentan con más frecuencia en hombres caucasianos entre los 60 y 70 años. Los individuos con alto riesgo de padecer aneurismas tienen niveles altos de colesterol, muchos años de fumar, presión alta y/o un historial familiar de aneurisma.

La auscultación física del abdomen revela una masa pulsante. Los rayos X revelan el aneurisma si hay calcificación de la pared del vaso y una TC es muy buena para identificar la magnitud y tamaño de las lesiones. Inyectar tinte intravenoso para determinar mejor las arterias incluidas en el aneurisma es un procedimiento que por lo general se reserva para quienes son candidatos a cirugía. Los aneurismas de cinco centímetros o menos, se pueden tener en observación, pero los de seis centímetros o más, requieren cirugía *bypass*. El proceso selectivo se asocia con 2% de mortalidad, pero la mortalidad se eleva a 30% una vez que el vaso se ha roto.

NEUROPATÍA DIABÉTICA

Si el nivel de glucosa (azúcar) se vuelve demasiado alto en el torrente sanguíneo de un diabético por un periodo largo, los nervios periféricos que envían señales de sensación y función muscular se dañan. Uno de esos nervios, el femoral, corre hacia abajo de la parte frontal del muslo. La diabetes puede causar neuropatía femoral, que ocasiona dolor y debilidad en el muslo.

El dolor de la neuropatía periférica no cambia con la posición y esto nos dice que no es el tipo de dolor radicular que vemos en un disco herniado. Los síntomas relacionados con la diabetes mejoran cuando los niveles de glucosa regresan a la normalidad, lo que por lo general se logra con medicamentos orales o inyecciones de insulina.

Un internista o endocrinólogo te puede ayudar con las terapias necesarias para controlar la diabetes.

DOLOR CAUSADO POR ÓRGANOS CERCANOS

Las anormalidades en los órganos que comparten nervios con parte de la espina pueden causar dolor de espalda referido. Puede surgir de desórdenes gastrointestinales, vasculares o genitourinarios. La duración y secuencia del dolor de espalda sigue las características del órgano enfermo. Por ejemplo, el dolor de cólico se caracteriza por espasmos repetidos de dolor intenso seguido por periodos libres de dolor. Este tipo de dolor se asocia con espasmo en una estructura hueca como la uretra, el colon o la vesícula biliar.

Cualquiera que haya tenido una piedra en el riñón entiende el dolor de un cólico severo. El dolor en el riñón y la vesícula biliar se presenta en la parte superior de la espina lumbar mientras que el del colon se presenta más abajo, cerca del sacro. Las anormalidades en estos sistemas de órganos aparecen como sangre en la orina o al defecar, o como un dolor que aumenta cuando se consumen alimentos grasosos. Después de comer alimentos condimentados, los individuos con úlceras en el estómago o en el intestino delgado pueden experimentar dolor en la línea media de la espina lumbar superior. Regularmente es muy complicado determinar las causas de diferentes tipos de dolor de espalda y el trabajo se hace más difícil porque la misma persona puede experimentar dolor por más de una causa.

Desórdenes retroperitonales

El retroperitoneo es el área al frente de la espina lumbar. Cualquier desorden que causa hinchazón en esta área de la espalda ocasiona un dolor que radia de la espalda baja a lo largo de la parte frontal del abdomen al muslo anterior. Los órganos en el retroperitoneo incluyen los riñones, las glándulas linfáticas, la aorta y grupos musculares grandes (psoas). Tumores en los riñones, cáncer en las glándulas linfáticas, aneurisma aórtico o sangrado en los grupos musculares grandes pueden causar un dolor que aparece en la parte anterior del muslo, aunque su origen es la espina lumbar. Una RMI del retroperitoneo identificará la mayoría de los órganos que causan dolor en esta distribución.

DOLOR DE ESPALDA EN EL EMBARAZO Y LA MENSTRUACIÓN

La mitad de las mujeres embarazadas desarrollan un dolor de espalda de moderado a severo. Este dolor puede deberse a cambios hormonales que alteran la flexibilidad de los ligamentos y articulaciones en la pelvis o, simplemente, a problemas mecánicos del peso agregado en la pelvis. La presión en las estructuras de soporte en la pelvis o un marcado incremento en la curvatura lumbar (lordosis) tensa los músculos de soporte. Cuando no hay embarazo, prácticamente no hay movimiento en las articulaciones de la pelvis, la parte frontal de la pelvis y las articulaciones sacroilíacas. Sin embargo, durante el embarazo, se produce una hormona, la relaxina, y permite un aumento de movimiento en las articulaciones de la pelvis y esto ocasiona la debilidad de los músculos abdominales, poniendo mayor tensión en los músculos cercanos a la espina. Movimientos activos como subir escaleras aumentan la tensión.

Estar físicamente en forma antes del embarazo puede disminuir el riesgo de desarrollar dolor de espalda. Si hay un embarazo en tu futuro, puede ser útil un programa para estar en buena forma con ejercicios aeróbicos y de estiramiento. Si ya estás embarazada y tienes dolor de espalda, ejercicios y soportes externos te pueden resultar útiles.

Puedes disminuir tu dolor de espalda acostándote de lado y ejercitándote en una alberca para estirar los músculos al tiempo que limitas la tensión en las extremidades inferiores. El acetaminófeno (Tylenol) es el único medicamento para el dolor que es seguro durante el embarazo. En raras circunstancias, si los síntomas persisten, una nueva madre puede requerir una faja después de dar a luz.

La mayoría de las mujeres encuentran que los ejercicios de extensión (doblarse hacia atrás) son más útiles (ver capítulo 8). El problema es que después de los primeros tres meses, la mayoría de las mamás son incapaces de acostarse boca abajo para hacerlo. Puedes hacer ejercicios de extensión mientras estás de pie colocando tus manos en la espalda baja y doblándote hacia atrás. Puedes inclinarte sobre una mesa y doblarte hacia atrás. Arrodíllate en el piso y descansa la parte superior del cuerpo en una silla y extiende la curva en tu espalda.

Si sientes dolor en un lado de tu espalda, prueba acostándote del lado del dolor y coloca una pequeña almohada en tu cintura.

Sostener tu abdomen también puede disminuir el dolor. Coloca tus manos bajo tu abdomen y levanta suavemente. Si disminuye tu dolor de espalda, eres candidata para usar un corsé con una banda flexible al frente que se expande conforme aumentas de tamaño a lo largo de tu embarazo.

La buena noticia es que el dolor de espalda se resuelve cuando nace el bebé. Sólo una minoría de mujeres sigue teniendo dolor meses después de que termina el embarazo.

El dolor de espalda que coincide con el ciclo menstrual de una mujer puede estar relacionado con endometriosis, una enfermedad en la que el tejido del recubrimiento del útero (endometrio) está presente fuera de la cavidad uterina. El tejido endometrial puede estar localizado en los ovarios o al final de la pelvis cerca del recto. El dolor es parte de esta enfermedad porque el tejido endometrial fuera del útero pasa por el mismo ciclo mensual de crecimiento, vertiéndose y sangrando como los tejidos dentro del útero. Aunque esta enfermedad puede suceder a cualquier edad después del inicio de la menstruación, la incidencia se eleva conforme las mujeres llegan a los últimos años de sus veintes o a los treinta y tantos. Por lo general, sólo 3% de las mujeres en edad reproductiva desarrollan endometriosis. Cuando la endometriosis incluye el colon y la uretra, generalmente el dolor de espalda está presente. El dolor aumenta al momento de la menstruación y persiste a lo largo del tiempo completo del sangrado.

La endometriosis puede volver blando al abdomen sobre el útero o los ovarios u otros órganos a los cuales se encuentra adherido. La endometriosis a menudo se diagnostica a través de una laparoscopia, un procedimiento quirúrgico relativamente simple que nos permite ver el interior del abdomen. Se puede hacer una biopsia del tejido de los órganos para determinar la presencia de tejido endometrial.

La endometriosis por lo general se trata con anticonceptivos orales u otros medicamentos que suprimen la menstruación, suprimiendo así el crecimiento del endometrio. El embarazo también suprime el crecimiento endometrial, pero muchas mujeres con endometriosis tienen dificultad para concebir porque la enfermedad conduce a la infertilidad.

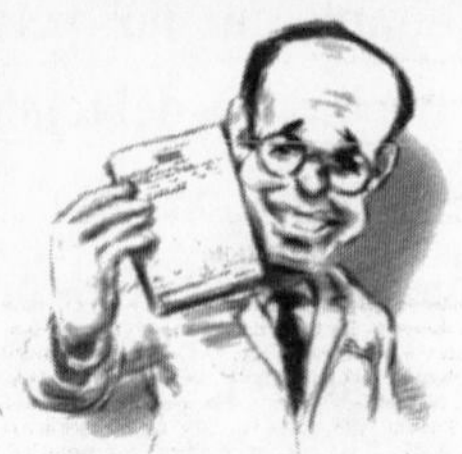

RESUMEN DE PRESCRIPCIÓN DEL DOCTOR BORENSTEIN

- Las "banderas rojas" son el signo de una enfermedad sistémica más seria.
- La fiebre se asocia con una infección en la espalda.
- Los tumores óseos son la causa del dolor severo que se siente al estar acostado por la noche.
- La rigidez matutina prolongada es característica de la artritis inflamatoria de la espina.
- Fracturas como las asociadas con la osteoporosis son la causa del dolor en los huesos.
- Un dolor como calambre viene de órganos como el útero, los intestinos o la uretra.
- La FM causa un dolor muscular generalizado.
- El STM no existe.
- Las mujeres embarazadas pueden disminuir el dolor de espalda ejercitándose en una alberca para fortalecer los músculos al tiempo que limitan la tensión en las piernas o acostadas de lado.

7
Cómo y cuándo usar efectivamente medicamentos para el dolor

Para la mayoría de quienes padecen dolor de espalda por desórdenes mecánicos, un solo medicamento es adecuado para disminuir el dolor. Entre más inflamatorio sea el problema, mayor será la necesidad de una combinación de múltiples categorías de medicamentos. La prueba y el error determinan la mejor combinación y tanto pacientes como médicos pueden cansarse de este proceso, que desafortunadamente puede conducir a una terapia inadecuada. Con algunos pacientes he probado *diez* medicamentos diferentes antes de encontrar el que es efectivo y tolerado. Persistí porque un régimen de medicamentos es muy importante en la prescripción del dolor de espalda baja. Ninguna terapia de medicamentos sola es efectiva para todas las enfermedades que causan enfermedad espinal y dolor. Los medicamentos antiinflamatorios no esteroides y los analgésicos han demostrado ser efectivos para el dolor agudo de la espalda baja, pero muchas de las personas que sufren de dolor de espalda se resisten a usar estos medicamentos aun cuando los hacen sentirse mejor.

Cuando prescribí fisioterapia y un medicamento antiinflamatorio no esteroide a Chet, un carpintero de 40 años, se rehusó a la medicina porque no quería esconder el dolor y así llegar a mayor daño muscular. Le expliqué que sin aliviar el dolor no sería capaz de sacar el máximo beneficio de sus ejercicios. En su caso, la prescripción para su dolor en la espalda baja estaría incompleta sin el uso de los medicamentos. Si realizaba sus ejercicios incrementando gradualmente la intensidad y la duración, la probabilidad de causar daño muscular adicional era baja. Chet finalmente se ablandó y se dio cuenta de que los medicamentos antiinflamatorios no esteroides le permitían realizar su programa de ejercicios y, en el transcurso del mes siguiente, su dolor de espalda desapareció. En ese punto fue que pudo dejar de tomar el medicamento. Siempre y cuando siga con sus ejercicios, puede hacer su trabajo. Chet es un ejemplo de la importancia de ver una prescripción de tratamiento para dolor de espalda como un todo integrado, no sólo como un grupo de opciones.

Muchas personas son como Chet. Asumen que es esencial sentir dolor para medir la mejoría. Esto simplemente es falso. Los medicamentos regularmente controlan eficazmente el dolor mientras el problema subyacente está mejorando. Sin embargo, éstos no siempre curan el problema subyacente y, una vez que la medicación se suspende, el dolor puede recurrir. También recuerda que personas con las enfermedades médicas que producen dolor, como la artritis, han usado medicamentos antiinflamatorios no esteroides por décadas sin efectos desafortunados.

Aunque los medicamentos antiinflamatorios no esteroides y los analgésicos son narcóticos que no causan hábito, las personas pueden creer que son "adictas" a estas medicinas y no les gusta este sentido de dependencia. Mensajes mezclados sobre las drogas están por todos lados a nuestro alrededor. Por un lado, escuchamos mensajes sobre drogas ilegales y nos incitan a trabajar con miras a una sociedad "libre de drogas". Por otro lado, le damos un gran valor a las drogas con usos médicos legítimos. ¿Cuántas vidas se habrían perdido si los antibióticos no se hubieran desarrollado? Algunos pacientes confunden peras con manzanas y su preocupación sobre las drogas en general se suma al estrés asociado con el dolor.

El miedo de dependencia es una razón por la que las personas dejan de tomar sus medicamentos para el dolor demasiado pronto. Lowell, de 28 años es un buen ejemplo. Tenía un dolor constante por un músculo tenso a causa de un accidente de esquí. Esto se agravó cuando giró su espina, un movimiento que requería su trabajo. Además, el no poder esquiar por los dos años que siguieron a su accidente lo frustraba y deprimía. Los ejercicios no habían mejorado su enfermedad.

Lowell temía ser dependiente de un medicamento para sentirse bien y también estaba preocupado por la irritación estomacal. Primero, le receté Vioxx, medicina de uno de los nuevos tipos de medicamentos, los inhibidores COX-2, y cuando fue claro que Lowell toleraba el medicamento, aumenté su dosis diaria. En poco tiempo su dolor de espalda se curó con el movimiento total de su espina y sus análisis de sangre fueron normales y no mostraron ninguna toxicidad a partir de este medicamento.

Dos meses después, Lowell planeó su primer viaje de esquí desde su lesión. Sin embargo, su preocupación continua sobre su "dependencia al medicamento" lo llevó a suspenderlo por algunos días. Como era predecible, su dolor regresó. Tranquilicé a Lowell explicándole que incluso después de tomar el medicamento por cuatro meses, no era "adicto" al Vioxx. Se demostró eso a sí mismo porque había suspendido la medicina sin ninguna otra dificultad que el regreso de su dolor de espalda. Además, yo no podía decirle exactamente cuánto tiempo necesitaría tomar esta medicina antes de que su dolor de espalda se curara. También puse énfasis en que su capacidad de ir a un viaje de esquí se debía a la efectividad del medicamento. Después de todo, maximizar la función es la meta primaria de la terapia. Tomar un medicamento es el precio que pagamos por la función y yo creo que es un costo razonable. Lowell tomó Vioxx durante su viaje y fue capaz de volver a disfrutar el esquí.

MEDICAMENTOS ANTIINFLAMATORIOS NO ESTEROIDES E INHIBIDORES COX-2

Los medicamentos antiinflamatorios no esteroides incluyen los tipos de medicinas que se prescriben con mayor frecuencia. Están indicados para una gran variedad de enfermedades musculoesqueléticas que afectan la espina, incluyendo lesiones musculares, discos herniados, osteoartritis y EA. Los medicamentos antiinflamatorios no esteroides reducen la fiebre, el dolor, la hinchazón y la obstrucción. Estos medicamentos son analgésicos (eliminan el dolor) cuando se toman en dosis sencillas. En dosis mayores durante un periodo más largo, también son antiinflamatorios. Los efectos colaterales incluyen irritación del recubrimiento del estómago y, en casos muy raros, dolor de estómago, agujeros en la pared intestinal, bloqueo intestinal y falla de los riñones.

Los efectos colaterales tóxicos se pueden monitorear con análisis de sangre para la función del hígado y los riñones. La frecuencia de los análisis de sangre depende de tu estado de salud subyacente. Por ejemplo, adultos jóvenes y saludables que toman medicamentos antiinflamatorios no esteroides diariamente necesitan análisis de sangre una vez al año; las personas de edad más avanzada con múltiples problemas médicos pueden requerir análisis de sangre mensuales. Aunque estos efectos tóxicos asociados con los medicamentos antiinflamatorios no esteroides son reales, también son manejables.

Los nuevos inhibidores COX-2 han eliminado muchos de esos efectos tóxicos colaterales. La razón es la siguiente: la producción de sustancias tipo hormonas llamadas prostaglandinas (PG) se puede inhibir por una enzima llamada ciclooxigenasa (COX). Originalmente, se pensaba que una sola enzima COX regulaba la producción de prostaglandinas con el propósito de mantener el recubrimiento del estómago y generar una respuesta inflamatoria. Los medicamentos antiinflamatorios no esteroides disminuyen la actividad de COX-1, con lo cual se incrementa el riesgo de padecer úlceras estomacales, hinchazón en las piernas y sangrado que se asocian con la disminución de la función de las plaquetas. El grado al cual se inhiben las funciones normales varía y es una respuesta individual.

Cuando se descubrió una segunda coenzima COX, avanzó nuestra comprensión de la forma en que funcionan los medicamentos antiinflamatorios no esteroides. La COX-1 está presente todo el tiempo y produce prostaglandinas que mantienen la función orgánica, incluyendo el recubrimiento del estómago, la presión sanguínea y las vías respiratorias de los pulmones y ayuda a mantener el equilibrio correcto de fluido en el cuerpo. La COX-2 es una enzima producida en sitios de inflamación. Las prostaglandinas producidas por COX-2 se asocian con el calor y pueden controlar la inflamación y el dolor aproximadamente al mismo grado como sucedía con los antiguos medicamentos antiinflamatorios no esteroides, pero con menos toxicidad. De modo que los nuevos inhibidores COX-2 son una "aspirina más segura", no una "súper aspirina".

Encontrando el medicamento antiinflamatorio no esteroide adecuado para tu dolor

Actualmente, los medicamentos antiinflamatorios no esteroides y los inhibidores COX-2 están disponibles para el tratamiento de desórdenes espinales y están enlistados en el apéndice B. La elección y la dosis de un medicamento antiinflamtorio no esteroide depende de factores relacionados con tu enfermedad médica. Enfermedades mecánicas agudas (tensión muscular) se presentan en personas que requieren estos medicamentos con rápido inicio de la acción y propiedades de alivio del dolor, como ibuprofeno, naproxén, ketoprofén, rofecoxib. Para estos agudos desórdenes mecánicos, el tratamiento con medicamentos antiinflamatorios no esteroides por lo general dura entre dos y cuatro semanas. Las preocupaciones sobre toxicidad son menos significativas si, por ejemplo, eres una persona joven con tensión muscular que mejorará en un periodo breve y no padeces ningún otro problema médico.

Los medicamentos antiinflamatorios no esteroides están disponibles sin receta médica e incluyen ibuprofeno (Advil, Motrín), naproxén (Naprodil) y ketoprofén (Orudis KT). Estas mismas medicinas están disponibles bajo receta: Motrín, Naprodil y Orudis, respectivamente.* Si los productos que se venden sin receta se toman en dosis altas, tendrán los mismos beneficios y toxicidades que sus contrapartes prescritas. Estos medicamentos que se venden sin receta

---

* No todos los medicamentos antiinflamatorios no esteroides que menciona el original en inglés se encuentran disponibles en México y América Latina, por ejemplo, de la lista de la página 98 del libro original se puede encontrar Advil, Orudis y Motrín, pero otros como el Aleve, Nuprin no se comercializan con ese nombre, de modo que se sustituyeron por medicamentos con la misma sustancia activa y misma dosis. [N. del T.]

médica tienen un riesgo de toxicidad más bajo, pero continuo. Debido a que la mayoría de los adultos rutinariamente toman estos productos para el dolor menor, el mejor consejo que puedo darte es seguir las instrucciones del empaque, pero si tus síntomas no desaparecen, consulta a tu médico. No tomes más si no lo aconseja el médico.

La aspirina, un poderoso medicamento antiinflamatorio no esteroide, mejora el dolor de espalda baja y es efectiva pero potencialmente tóxica. Las mismas propiedades que hacen que la aspirina sea efectiva para prevenir ataques cardiacos e infartos también aumentan el riesgo de sangrado. Además de las úlceras estomacales, la aspirina puede causar zumbido en los oídos, sordera irreversible y muerte si se toma en dosis altas. Nunca excedas la dosis recomendada si tu médico no lo aconseja.

Usa un inhibidor COX-2 si tienes un historial de úlcera estomacal. Si estás tomando ya sea un medicamento antiinflamatorio no esteroide o un inhibidor COX-2 diariamente, te deben medir el peso y la presión con regularidad. Algunos medicamentos antiinflamatorios no esteroides pueden aumentar la retención de fluidos y la presión sanguínea y también se prescriben análisis de sangre para toxicidades que afectan la cuenta sanguínea y la función del hígado y los riñones.

Entendiendo el tiempo y la dosis

Las dosis de medicamentos antiinflamatorios no esteroides e inhibidores COX-2 varía con base en el tiempo que permanecen en tu cuerpo. Esto se conoce como la media vida de un medicamento. Por ejemplo, los medicamentos antiinflamatorios no esteroides que se eliminan del cuerpo más lentamente requieren menos pastillas al día para lograr un efecto antiinflamatorio sostenido. Los medicamentos antiinflamatorios no esteroides con media vida incluyen piroxicam, oxaprozin, rofecoxib, celecoxib y meloxicam. Algunos medicamentos antiinflamatorios no esteroides se eliminan rápidamente, pero se pueden tomar una o dos veces al día en fórmulas de liberación prolongada. Algunos ejemplos incluyen naproxén, ketoprofén, etodolac, indomethacin y diclofenac.

Si un medicamento ayuda para una parte del día pero luego pierde su efecto, una dosis adicional al final de la jornada puede resultar apropiada. Si un medicamento es algo tóxico, puede ser más fácil si limitas tu consumo de alcohol y café. Fumar también puede exacerbar las toxicidades de los medicamentos. Si los medicamentos antiinflamatorios no esteroides no son efectivos y tienes un historial de úlceras estomacales o si tomas corticosteroides, eres un candidato apropiado para tomar inhibidores COX-2.

Los medicamentos antiinflamatorios no esteroides y los inhibidores COX-2 vienen en diferentes formas y tamaños, incluyendo tabletas, cápsulas y líquidos. Las pastillas pueden ser pequeñas o grandes. Todos estos factores pueden desempeñar un papel en decidir cuál es el mejor medicamento para ti. Por ejemplo, el Celecoxib viene en tabletas de 100 mg y de 200 mg. La dosis para una persona mayor con osteoartritis puede ser de 200 mg, mientras que alguien con un dolor severo puede estar tomando 800 mg diarios. El Celecoxib tiene una mayor actividad en el cuerpo en un periodo de 11 horas y por lo general se prescribe dos veces al día. Sin embargo, para muchas personas, una tableta de 200 mg una vez al día es adecuada para controlar los síntomas de la artritis.

El Vioxx viene en tabletas de varias potencias y también está disponible en forma líquida. Está activo en el cuerpo durante 18 horas y se necesita tomar una vez al día. Algunas personas mayores están bien con 12.5 mg una vez al día; otras con problemas de dolor más agudo requieren 50 mg diarios. Toman 25 mg en la mañana y, si están sintiendo más dolor, toman 25 mg más.

El futuro es muy prometedor en cuanto a inhibidores COX-2 más efectivos y seguros y la segunda generación de inhibidores COX-2 se estudia actualmente en pruebas clínicas. Estos medicamentos pueden ofrecer más efectos antiinflamatorios con menos toxicidad que los inhibidores COX-2 actualmente disponibles. Los resultados de las pruebas clínicas definirán sus beneficios y nos guiarán para determinar su papel futuro en el manejo del dolor.

Los medicamentos antiinflamatorios no esteroides se deben tomar con alimentos para disminuir las toxicidades estomacales, pero los inhibidores COX-2 se pueden tomar en ayunas. Debes revisar con tu médico las dosis de todos tus medicamentos y cómo tomarlos.

RELAJANTES MUSCULARES

La *Agency for Health Care Policy and Research* (Agencia para Investigación y Políticas de Cuidados de Salud, AHCPR, por sus siglas en inglés) revisó estudios de relajantes musculares y concluyó que probablemente son tan útiles para el dolor de espalda baja, como los medicamentos antiinflamatorios no esteroides, pero causan somnolencia en 30% de quienes los toman y se prescriben con poca frecuencia.

He descubierto que los relajantes musculares son especialmente útiles para la tensión muscular y su espasmo asociado. Un estudio reciente de la organización para el mantenimiento de la salud en el estado de Washington reportó que un medicamento antiinflamatorio no esteroide y un relajante muscular eran la combinación más efectiva de medicamentos para las personas con dolor de espalda baja agudo. Los relajantes musculares también pueden ser efectivos para dolor crónico de la espalda baja cuando tienes movimiento limitado a causa de la rigidez muscular. La combinación de medicamentos antiinflamatorios no esteroides y relajantes musculares es efectiva para revertir el "ciclo de dolor-espasmo" caracterizado por dolor muscular que ocasiona un incremento en el espasmo muscular y, en consecuencia, más dolor y más espasmo. Un analgésico y relajante muscular permite el tratamiento de los dos componentes del ciclo. Tratar sólo un componente del ciclo puede que no corrija el problema porque persiste ya sea el dolor o el espasmo. Un tratamiento completo requiere los dos tipos de medicamentos si tienes espasmo muscular.

Todavía no sabemos con exactitud cómo funcionan los relajantes musculares, pero sí sabemos que no funcionan directamente en los músculos de los brazos y las piernas. Su efecto es en el sistema nervioso central, que controla la tensión de los músculos. En consecuencia, funcionan para revertir la tensión en el músculo dañado.

Como los medicamentos antiinflamatorios no esteroides, la respuesta benéfica a los relajantes musculares varía con el individuo, por lo que a veces es necesario el proceso de prueba y error. Yo, por lo general, hago que los pacientes comiencen con la dosis más baja, tomada dos horas antes de dormir. Debido a que la acción de la mayoría de los relajantes musculares es retardada, tomarlos en la tarde antes de dormir elimina los problemas creados por la somnolencia. Los relajantes musculares actualmente disponibles están enlistados en el apéndice B.

El dolor de espalda de Lucy tuvo un efecto perjudicial en su trabajo como programadora de computadoras, pero también dificultó cuidar a su hija de 12 años. Le costaba tanto trabajo caminar que su hija le estaba ayudando a ponerse la ropa y a hacer todas las tareas del hogar. Lucy estaba cada vez más preocupada por la carga que estaba llevando su hija. Se suponía que debía estar practicando el violín, no cuidando a su madre.

La auscultación reveló un grado severo de espasmo muscular en la nalga derecha y en los músculos de la espalda baja. Aunque había tomado medicamentos antiinflamatorios no esteroides en el pasado, nunca le habían dado un relajante muscular. Prescribí ciclobenzaprina (Flexeril) tres veces al día, con naproxén. En dos semanas, su dolor de espalda había disminuido y, aunque seguía rígida, fue capaz de encargarse de más tareas en la casa. Lucy también empezó un programa de ejercicios de estiramiento y en otro mes volvió a trabajar. Las dosis de los medicamentos disminuyeron durante el siguiente año y finalmente usó los ejercicios exclusivamente para controlar su dolor y fue capaz de sentarse cómodamente en el recital de violín de su hija.

Está disponible una amplia gama de relajantes musculares. Algunos de estos medicamentos incluyen ciclobenzaprina (Flexeril), orfenadrina (Norflex), chlorzoxazona (Parafon Forte) y metaxolona (Skelaxin). No uso el relajante muscular diacepam (Valium) porque, a diferencia de otros relajantes musculares, tiende a causar depresión cuando se usa por mucho tiempo. Estos medicamentos se usan cuando aumenta el espasmo muscular y disminuye el rango de movimiento y se suspenden rápidamente una vez que se resuelve el espasmo muscular.

ANALGÉSICOS NARCÓTICOS Y NO NARCÓTICOS

Si no puedes tolerar los medicamentos antiinflamatorios no esteroides, puedes beneficiarte de los analgésicos. Los analgésicos puros reducen el dolor, pero no tienen ningún efecto en el componente inflamatorio de la enfermedad y, en consecuencia, no son la terapia que se prefiere en muchas circunstancias. Los medicamentos que alivian el dolor (analgésicos) se dividen en grupos narcóticos y no narcóticos.

Analgésicos no narcóticos

El acetaminófeno (Tylenol) es un analgésico puro sin ningún efecto antiinflamatorio. Funciona disminuyendo la producción de prostaglandina en el sistema nervioso central, pero no tiene ningún efecto en la producción de prostaglandina en el resto del cuerpo. El acetaminófeno es un analgésico menos efectivo que la aspirina, pero no tiene ningún efecto colateral tóxico como las úlceras estomacales ni las dificultades para respirar asociadas con los medicamentos antiinflamatorios no esteroides. Si tienes sensibilidad a la aspirina, el acetaminófeno debería ser la primera medicina contra el dolor que tomes. También se debería considerar si eres mayor y padeces osteoartritis de la espina. Se puede usar en combinación con medicamentos antiinflamatorios no esteroides o medicamentos narcóticos.

Verifica con tu médico para determinar la dosis máxima de acetaminófeno que es apropiada para tu situación clínica. Sé especialmente precavido si bebes alcohol diariamente y tomas acetaminófeno, porque los dos irritan el hígado. Si bebes alcohol con regularidad, debes bajar la dosis del medicamento. Para poder disminuir el riesgo de daño al hígado mientras se toman dosis altas de acetaminófeno, necesitarás análisis de sangre para monitorear la función del hígado.

El acetaminófeno está disponible en varias dosis (325 mg, 500 mg, 650 mg) y formas (tabletas, cápsulas, líquido). El Tylenol Artritis es especial porque el efecto del medicamento es prolongado. Mientras el efecto del acetaminófeno regular es como de cuatro horas, el Tylenol Artritis se libera más lentamente y tiene un efecto de seis a ocho horas. Tomado tres veces al día, este medicamento es capaz de ofrecer alivio del dolor por todo el día.

El tramadol (Ultram) es otro analgésico puro, no narcótico que es tan efectivo como la aspirina y el ibuprofeno. Su acción es mediada a través de la activación de receptores de narcóticos y serotonina en el sistema nervioso central. Como el acetaminófeno, el tramadol no tiene una reacción cruzada con los medicamentos y si eres sensible a la aspirina puedes tomar tramadol sin preocuparte por sufrir dificultad para respirar. Este medicamento tampoco tiene ningún efecto en el recubrimiento del estómago, aunque el tramadol puede causar náusea y mareo. No tomes tramadol si tienes un historial de ataques apopléticos, porque disminuye el umbral a estos ataques, aumentando así el riesgo de que se presenten.

El tramadol viene como una tableta de 50 mg que se puede romper en mitades de 25 mg. Debes empezar con 25 mg de la medicina para disminuir el riesgo de náusea. Puedes aumentar la dosis si hay tolerancia después de consultar con tu médico. La mayoría de las personas se benefician con menos de la dosis máxima. Como el acetaminófeno, el tramadol es sinergístico y se puede usar con medicamentos antiinflamatorios no esteroides para alivio adicional del dolor.

Analgésicos narcóticos

No necesitamos analgésicos narcóticos como codeína, hidrocodona, meperidina, morfina o fentanilo para tratar el dolor agudo de la espalda baja. Sin embargo, si padeces ciática severa relacionada con un disco herniado, los analgésicos narcóticos, usados con medicamentos antiinflamatorios no esteroides y relajantes musculares son parte de tu completo tratamiento para aliviar el dolor. El riesgo de desarrollar dependencia es la alta toxicidad de los narcóticos, así que se suspenden lo más pronto posible. Los medicamentos narcóticos se adhieren a los receptores en la vía de reducción del dolor en el sistema nervioso central.

Los analgésicos narcóticos son de uso limitado para tratar el dolor crónico de espalda baja. En el pasado, se necesitaba administrar narcóticos cada pocas horas porque sus efectos analgésicos desaparecían con rapidez. Recientemente, se han desarrollado medicamentos narcóticos con acción prolongada, incluyendo Oxycontin, Kadian, MS Contin y Durgagesic. Estos medicamentos se pueden administrar oralmente dos veces al día o en forma de parche cada tres días.

Estos analgésicos narcóticos mejoran la función física de pacientes con dolor crónico con una cirugía fallida de espalda (ver capítulo 10) y de aquéllos con daño nervioso directo asociado con ciática persistente. La dosis del medicamento se aumenta hasta que se controla el dolor. Aumentar la dosis más allá del nivel de control del dolor no eleva la eficacia del medicamento, pero sí eleva el riesgo de toxicidad. Además de la dependencia, los narcóticos causan constipación y somnolencia.

Para uso en casa, la mejor elección de narcótico es la codeína. Otros narcóticos, como oxicodona o hidrocodona, en combinaciones variables con aspirina o acetaminófeno, también son útiles para disminuir el dolor. La meta es disminuir el uso de estos medicamentos tan pronto como disminuye el dolor.

CORTICOSTEROIDES

Los glucocorticoides, como la prednisona, no están relacionados con los esteroides androgénicos que los atletas toman para conformar sus músculos y no son tóxicos. De hecho, tu cuerpo produce el equivalente a 7.5 mg de prednisona diariamente. La diferencia es que los corticosteroides hechos por el cuerpo se liberan todo el día mientras que la prednisona farmacéutica se absorbe toda de una vez.

Algunas personas temen a la medicación esteroide porque han escuchado que algunos efectos colaterales comunes son un aumento de apetito y de peso, pero esto no les sucede a todos. Otros efectos colaterales incluyen presión alta, cataratas, diabetes y osteoporosis, pero estos problemas vienen con el uso a largo plazo. Siempre discute con tu médico los efectos colaterales, porque una vez que se les reconoce, se pueden tratar.

Los corticosteroides orales se reservan para personas con dolor severo o debilidad muscular que no ha mejorado con el uso de medicamentos antiinflamatorios no esteroides. La decisión de usar corticosteroides se debe tomar después de que se haya revisado tu situación médica completa. Prefiero ordenar dosis bajas de prednisona por un periodo extenso. Otros médicos prefieren una dosis más alta de corticosteroides, que luego disminuyen a lo largo de siete días. Dosis bajas por un periodo breve reducen los potenciales efectos colaterales tóxicos. Una vez que se alcanza la mejoría, los esteroides se disminuyen. Si no hay ninguna mejoría en cuatro semanas, los esteroides se suspenden rápidamente.

Bajo pocas circunstancias, una dosis baja de prednisona se puede usar para tratar estenosis espinal. Los pacientes que son resistentes a las inyecciones epidurales (ver la discusión siguiente), que han tenido terapia máxima con medicamentos antiinflamatorios no esteroides y que se han rehusado a la cirugía de descompresión por lo general permanecen incapacitados, incluso para caminar distancias cortas. Bajo estas circunstancias muy especializadas, una dosis baja de prednisona puede ser útil. La respuesta al medicamento necesita un monitoreo constante. Si desaparecen los signos de mejoría, la medicina debe suspenderse.

Terapia de inyecciones corticosteroides epidurales

Los corticosteroides orales son fáciles de tomar, pero la desventaja es que son sistémicos y pueden afectar todo el cuerpo. Las inyecciones corticosteroides epidurales son seguras y las complicaciones, infecciones o toxicidades son poco frecuentes. La mejoría no se da inmediatamente y los corticosteroides necesitan días para disminuir la hinchazón de los nervios. Se puede necesitar hasta una semana antes de que notes cambios en el dolor de piernas, pero la mejoría dura meses. Las inyecciones epidurales se deben considerar si no respondes a terapia de medicamentos orales y estás renuente a someterte a cirugía de la espina lumbar.

El espacio epidural está dentro del canal espinal, pero fuera de la cobertura de la médula espinal (dura). La hernia de un disco o la compresión de estenosis espinal se presentan cerca del espacio epidural. Los corticosteroides epidurales tienen un mayor efecto antiinflamatorio porque el medicamento entra en contacto directo con la raíz nerviosa inflamada. La inyección se pone en la base de la espina cerca del cóccix (hueso caudal) o en el área lumbar. El éxito de la inyección puede depender de la experiencia del profesional de cuidados de la salud que coloque la aguja. Los anestesiólogos tienen mucha experiencia con las inyecciones epidurales.

Ningún estudio ha determinado el número correcto de inyecciones epidurales para lograr el máximo efecto, pero el número se debe mantener al mínimo. Si una inyección es adecuada para el alivio de síntomas, no se indican inyecciones adicionales. Las inyecciones epidurales están limitadas a un grupo de tres completado en aplicaciones de seis a ocho semanas. Las personas que padecen estenosis espinal pueden repetir las inyecciones cada seis meses.

Una de las concepciones equivocadas sobre las inyecciones corticosteroides epidurales tiene que ver con la rapidez de mejoría.

Algunas personas se decepcionan cuando no ven una reducción inmediata de la molestia de la ciática. Sin embargo, los corticosteroides funcionan más lentamente que los analgésicos. Estos esteroides funcionan disminuyendo la inflamación del disco y del nervio, un proceso que toma tiempo.

Iontofóresis: otra forma de terapia de "inyecciones"

La iontofóresis es una máquina que usa corriente eléctrica directa de una batería de nueve voltios para transferir medicina a través de la superficie del cuerpo sin necesidad de una inyección. Los medicamentos que se dan con mayor frecuencia en la iontofóresis son anestésicos locales y corticosteroides solubles. Los medicamentos se inyectan en una almohadilla que se coloca sobre el área que duele. El tratamiento tarda aproximadamente 20 minutos para completarse. La frecuencia de los tratamientos corresponde con el alivio del dolor. El tratamiento no se puede repetir con demasiada frecuencia por la acumulación de corticosteroides. Sin embargo, los tratamientos se pueden hacer de manera intermitente, en periodos extensos. De vez en cuando, la iontofóresis envía alivio local del dolor que puede tener efectos significativos en la función global.

El hobby de un hombre de 58 años era andar en motocicletas. En los últimos dos años, esta actividad había disminuido porque experimentaba dolor en la nalga derecha que se incrementaba con el tiempo. Había probado medicinas, pero su sensibilidad a los medicamentos antiinflamatorios no esteroides había impedido su uso de estos medicamentos y de medicamentos COX-2. Había probado inyecciones locales en el pasado pero no se había aplicado ninguna recientemente. Había desarrollado fibrilación arterial, una agitación del corazón que requería tomar adelgazantes para la sangre diariamente. Sangraría excesivamente con cualquier inyección. Estaba deprimido porque no podía volver a andar en moto. Mi sugerencia fue probar con iontofóresis en el área de dolor de la nalga. La terapia fue útil y el alivio del dolor duró por periodos prolongados. Usaba la terapia intermitentemente cuando tenía un regreso de dolor y cuando iba a andar en moto.

La iontofóresis se puede usar para el dolor en lugares superficiales. Esta terapia la aplican fisioterapeutas con una prescripción de un médico para terapia y medicamentos. Algunos médicos también ofrecen la terapia en sus consultorios.

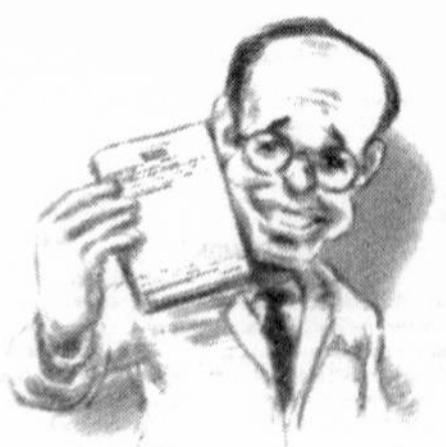

RESUMEN DE PRESCRIPCIÓN DEL DOCTOR BORENSTEIN

- La terapia de medicamentos antiinflamatorios disminuye el dolor y la inflamación y te ayuda a mantenerte funcionando.
- Los relajantes musculares disminuyen los espasmos de los músculos cuando se usan en combinación con medicamentos antiinflamatorios no esteroides.
- Los analgésicos, tanto narcóticos como no narcóticos, alivian el dolor pero no disminuyen la inflamación.
- Maximizar los efectos benéficos de la terapia de medicamentos es un proceso de prueba y error. Puede que necesites probar varios tipos diferentes de medicamentos para encontrar el mayor alivio para el dolor con la menor cantidad de efectos colaterales.
- Las inyecciones espinales con corticosteroides son útiles para resolver la ciática que resulta de un disco herniado. Los esteroides pueden enviarse a través de la piel sin una aguja con corriente eléctrica de una batería (iontofóresis).

[illegible]

[illegible] dominios [illegible]

[illegible] guerra [illegible]

[illegible] dentro [illegible] marco [illegible]

[illegible]

[illegible] amplio [illegible] bien [illegible] sus [illegible] fin [illegible] acciones [illegible]

[illegible]

8
Tratamiento con ejercicio y fisioterapia

El ejercicio y la fisioterapia pueden ser muy importantes para el tratamiento del dolor de espalda baja si sabes cuándo usarlos. El ejercicio puede aumentar el movimiento y mejorar la cura de un área que se ha lesionado. Un fisioterapeuta puede recomendar ejercicios y terapias similares para mejorar y mantener la función de tu espina lumbar.

Está disponible una amplia gama de ejercicios para el tratamiento y prevención del dolor de espalda baja. La flexión (doblarte hacia adelante) y la extensión (doblarte hacia atrás) son las más recomendadas. Elegir un programa de ejercicios apropiado es importante, porque los ejercicios equivocados empeoran las cosas. Posiblemente te sientas cómodo decidiendo por ti mismo pero también un fisioterapeuta te puede evaluar.

TRABAJANDO CON UN FISIOTERAPEUTA

La fisioterapia es útil para el dolor de espalda baja si se practica en el momento adecuado. Si se hace muy pronto, estás demasiado "caliente", lo cual significa que el dolor es tan agudo que cualquier intento de mejorar el movimiento ocasiona aumento en los espasmos musculares lo cual resulta en dolor marcado.

El ejercicio puede empeorar un agudo dolor de espalda si comienzas a hacerlo demasiado pronto en el curso de la recuperación de una lesión de espalda, según lo indica un estudio hecho por la *Agency for Health Care Policy and Research* (Agencia para Investigación y Políticas de Cuidados de Salud, AHCPR, por sus siglas en inglés), una organización que en 1994 publicó lineamientos de terapia. Estirar los músculos de la espalda o hacer ejercicios de fuerza en las primeras etapas de un episodio de dolor agudo de la espalda baja puede causar un mayor dolor.

El momento para hacer ejercicios es cuando el dolor empieza a bajar y el movimiento está aumentando. Puedes empezar con ejercicios simples de flexión y extensión sin visitar a un fisioterapeuta, pero si el dolor de espalda no desaparece y aún no puedes moverte, entonces un fisioterapeuta puede ser útil para mejorar la función. Hay muchas razones para completar un curso de fisioterapia y ejercicio:

- Disminuir el dolor.
- Fortalecer tus músculos.
- Estirar tus músculos.
- Disminuir la presión ejercida en tus estructuras espinales.
- Mejorar tu estado físico y reducir la probabilidad de recurrencia.
- Estabilizar tu problema de la espalda.
- Mejorar tu postura.
- Mejorar tu movilidad.

Conforme envejecemos, los discos intervertebrales son panqués, no almohadas. En consecuencia, son incapaces de aguantar tantos impactos. Debemos considerar nuevas formas de usar nuestros músculos de la espalda y la posición del cuerpo para proteger nuestra espina. La fisioterapia y los ejercicios nos ayudan a lograr esa meta.

No hay una sola serie de ejercicios que funcione para todas las causas de dolor crónico y agudo de espalda baja. En estudios independientes, los ejercicios de flexión y extensión han demostrado ser útiles para el dolor crónico de la espalda baja. En un estudio que examinaba tanto ejercicios de flexión como de extensión en el mismo grupo de personas con dolor de la espalda baja, las dos series de ejercicios fueron útiles, y los de flexión mejoraron significativamente el movimiento del frente hacia la espalda. Antes de que comiences cualquiera de estos ejercicios, revisa con tu médico o con quien esté a cargo de tu salud para asegurarte de que son apropiados para ti.

Una precaución más: muchos de mis pacientes han confundido el papel de un entrenador físico con el de un fisioterapeuta. Los entrenadores físicos tienen experiencia en ejercicios para maximizar la función, su papel es el de un sargento instructor de reclutas para llevar tu ejercicio hasta el punto del agotamiento. Estos ejercicios se pueden indicar cuando estás bien, pero te pueden poner en riesgo si tu espalda no ha sanado completamente. Un fisioterapeuta trabaja con personas que no pueden funcionar en sus actividades diarias debido al dolor de espalda. No los confundas.

EJERCICIOS DE FLEXIÓN

No se conoce por completo el mecanismo mediante el cual los ejercicios producen dolor, pero muchas razones son de sentido común. El dolor de espalda y de piernas puede venir de compresión de los nervios cuando facetas de la articulación agrandadas acortan el foramen neural. Doblarse hacia adelante abriría los agujeros de los nervios y disminuiría la compresión nerviosa. La flexión estira los músculos de los muslos que mueven la cadera y la espalda baja en una dirección hacia atrás y fortalecen los músculos del abdomen y de las nalgas. Además, aumentar la presión intrabdominal tiene el potencial de un aumento de apoyo en la espina lumbar. No uses ejercicios de flexión si tienes un disco herniado o si sientes dolor en las piernas al estar sentado. Usa ejercicios de flexión si padeces:

- Dolor en la espalda baja al estar mucho tiempo de pie y alivio al estar sentado.
- Dolor en la espalda baja cuando te doblas hacia atrás y alivio cuando te doblas hacia adelante.
- Espondilolistesis (la parte frontal de tu columna no está adherida a la parte trasera de la columna).
- Estenosis espinal (dolor de piernas al caminar que se alivia al estar sentado).

Haz ejercicios de flexión en la secuencia adecuada: de un estado de reposo a estiramiento y luego de estiramiento a fortalecimiento. Puedes usar una mesa de ejercicios o una colchoneta en el piso. Nunca hagas ejercicios de flexión con las dos piernas estiradas. Esto aumenta la tensión en el músculo psoas, frente a la espina lumbar. El aumento de tensión en este músculo aumenta la presión en los discos espinales y puede incrementar el dolor de espalda. De hecho, hacer abdominales de esta forma te puede provocar dolor de espalda si todavía no lo padeces.

Fase de relajación aguda

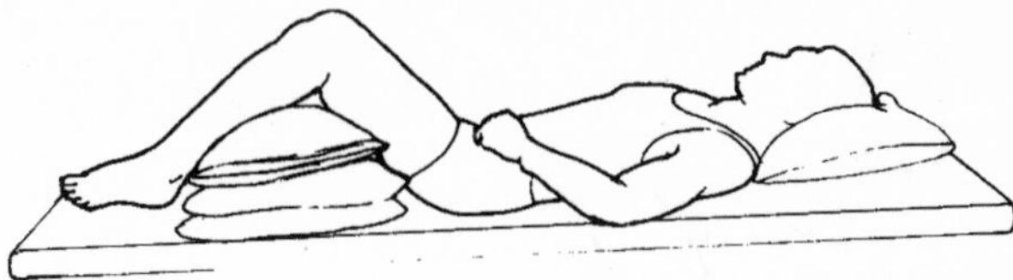

Figura 8.1 Posición de descanso. Flexiona tus caderas con almohadas bajo las rodillas durante 15 minutos.

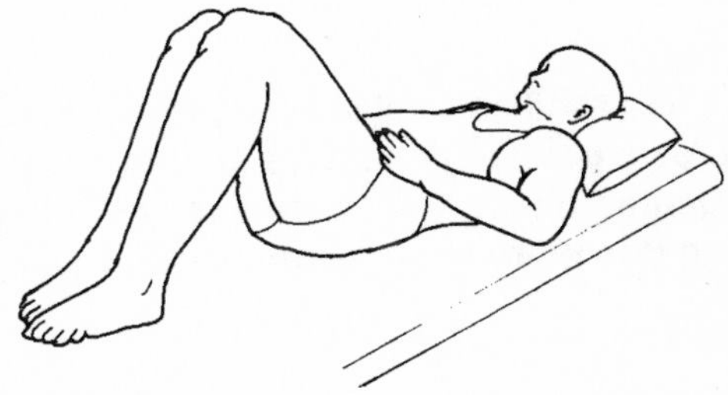

Figura 8.2 Posición de descanso. Hazlo sin almohadas durante 15 minutos.

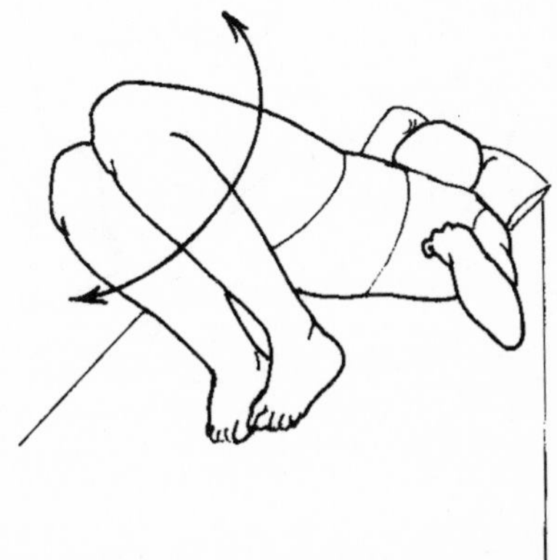

Figura 8.3 Rotación de espalda. Mantén los hombros en la mesa o en el piso mientras giras la pelvis y las piernas con las rodillas juntas. Gira hacia un lado lo más que puedas tolerar o durante un minuto. Alterna los lados.

Fase de estiramiento

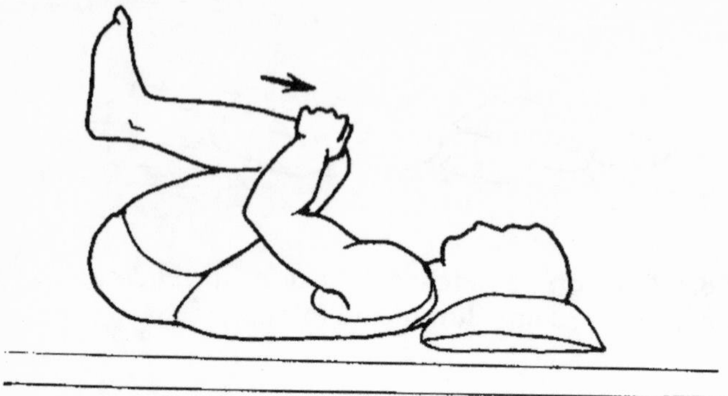

Figura 8.4 Jala las rodillas hacia el pecho mientras levantas la pelvis. Sostén está posición mientras cuentas hasta tres y relaja mientras cuentas hasta seis. Comienza con una pierna a la vez y sigue con dos piernas conforme vayas mejorando.

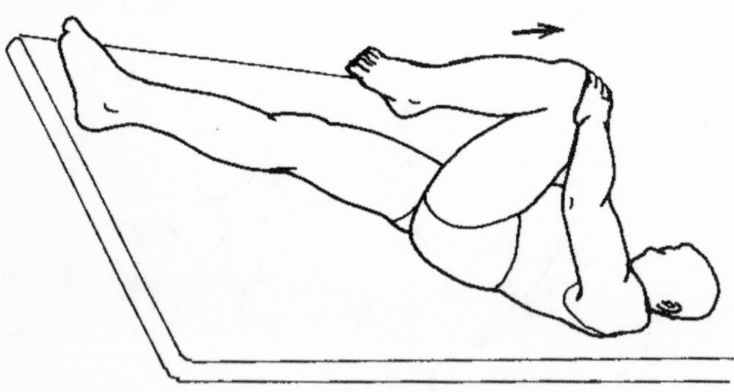

Figura 8.5 Ejercicio cruzado de piernas. Coloca tu talón sobre la rodilla opuesta y jala la rodilla doblada a lo largo de tu cuerpo hacia el hombro opuesto. Sostén mientras cuentas hasta tres y luego relaja mientras cuentas hasta seis. Alterna las piernas y realiza diez repeticiones.

Fase de estiramiento y fortalecimiento

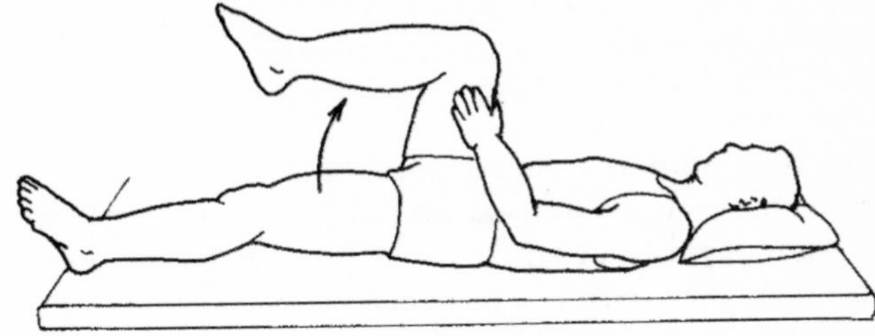

Figura 8.6 Estiramiento del tendón de la corva con rodilla doblada. Dobla la rodilla y flexiona la cadera mientras cuentas hasta tres y luego relaja mientras cuentas hasta seis.

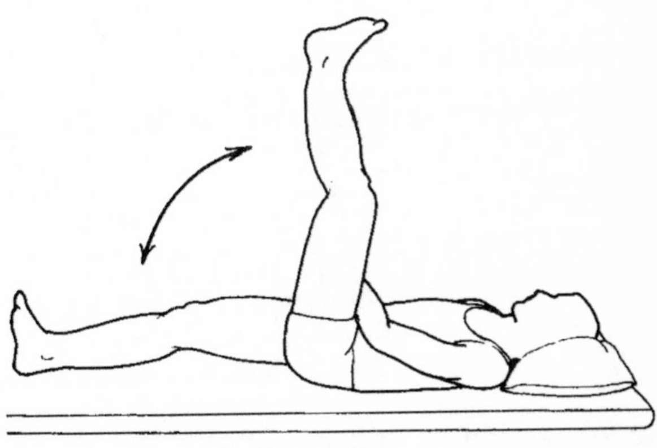

Figura 8.7 Estiramiento del tendón de la corva con la pierna estirada. Sostén mientras cuentas hasta tres, luego relaja mientras cuentas hasta seis.

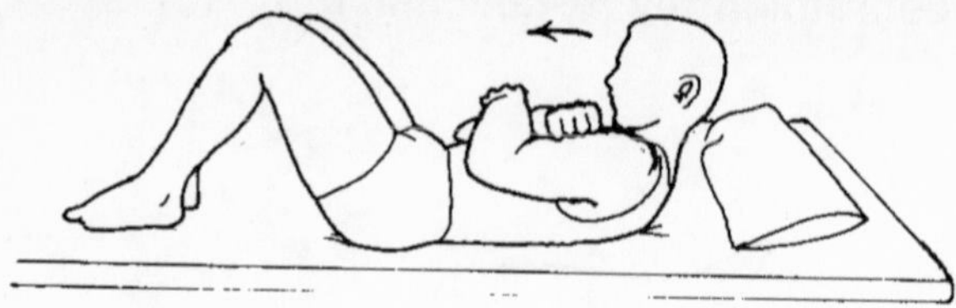

Figura 8.8 Abdominales parciales. Dobla las rodillas y coloca los brazos sobre el pecho. Sostén mientras cuentas hasta tres, luego relaja mientras cuentas hasta seis. Repítelo, de lo más fácil a lo más difícil: con los brazos estirados fuera del cuerpo, con los brazos doblados sobre el pecho y con las manos detrás de la cabeza.

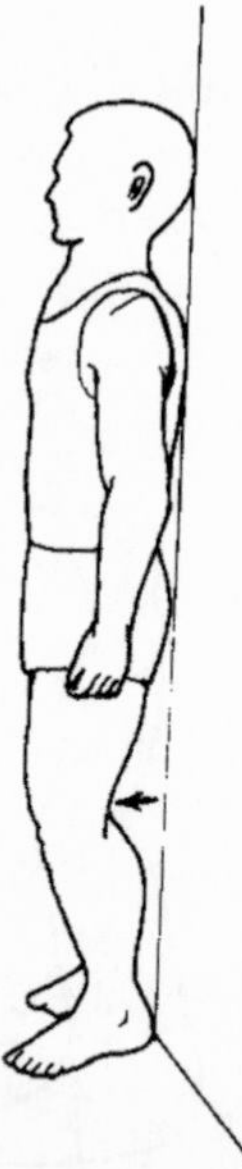

Figura 8.9 Inclinación de la pelvis al estar de pie. Cada hora pega la espalda baja a una pared con las rodillas dobladas. Sostén mientras cuentas hasta tres. Este movimiento no sólo es básico para la relación sexual, sino también es una de las mejores formas de estirar los músculos de la parte trasera de la espina y fortalecer los frontales. La inclinación de la pelvis se puede hacer con poco movimiento, no provocativo, incluso en presencia de otros. Este ejercicio se puede hacer sentado, de pie o acostado de espaldas. Pruébalo, te gustará.

Ejercicios isométricos de flexión de espalda

Los ejercicios de flexión de Paul Williams usan el movimiento para mejorar la función muscular como se ilustra en las figuras 8.6 a 8.9. Otra forma de ejercicios de flexión mejoran la función muscular sin ningún movimiento. Estos son ejercicios isométricos, lo que significa que el músculo se contrae pero no se mueve. Usa esos ejercicios si incluso los movimientos pequeños causan dolor de espalda. Los ejercicios isométricos pueden fortalecer los músculos, pero no favorecen la flexibilidad.

Comienza a hacer ejercicios isométricos de flexión de espalda empujando hacia abajo de tus músculos abdominales como si estuvieras forzando un movimiento intestinal. Esta es la maniobra Valsava. El mismo proceso que funciona con esa función corporal contrae músculos en el abdomen. Mientras cierras la garganta y pujas, tus músculos abdominales se contraen pero no se mueven. Cuenta de cinco hasta 15 según puedas tolerarlo, luego descansa. Trabaja series de diez a 15 repeticiones tres o cuatro veces al día.

La siguiente serie de ejercicios tiene que ver con las nalgas. Aprieta los músculos de los glúteos. Cuenta de cinco a 15, luego descansa. Si tienes buena coordinación, prueba una maniobra Valsava con este ejercicio. El resultado de estas dos acciones es una inclinación de pelvis sostenida con endurecimiento de los músculos de los glúteos. Estos ejercicios fortalecen los músculos flexores y te dan mayor estabilidad.

EJERCICIOS DE EXTENSIÓN

En contraste con los ejercicios de flexión de Paul Williams, Robin McKenzie, fisioterapeuta de Nueva Zelanda, propuso ejercicios de extensión como medios para disminuir el dolor. McKenzie ha sugerido que el dolor de piernas viene de un disco herniado que está ejerciendo presión en un nervio espinal y que, al doblarte hacia adelante, puedes forzar a la parte rota del disco a volver a su ubicación normal. Sin embargo, este método no ha demostrado ser efectivo para aliviar la ciática. (Ni los métodos de ejercicio de Williams ni los de McKenzie cambian drásticamente la inflamación en un nervio espinal irritado.)

El objetivo de los ejercicios de extensión es estirar los músculos de la espina y mejorar tu resistencia y tu movilidad espinal y también aumentar el vigor de la espina lumbar, centrar el gel (o cojín) dentro del disco y disminuir tu riesgo de volverte a lesionar. Haz ejercicios de extensión si padeces:

- Dolor en la espalda baja al estar mucho tiempo sentado o manejando.
- Dolor en la espalda baja al doblarte hacia adelante.
- Dolor en la espalda baja al levantarte de una silla.
- Dolor en las piernas, que aumenta al estar sentado.
- Alivio cuando estás acostado de espaldas.
- Alivio al caminar.

Los ejercicios de extensión deben seguir una progresión durante la primera fase del dolor de espalda:

Fase de relajación aguda

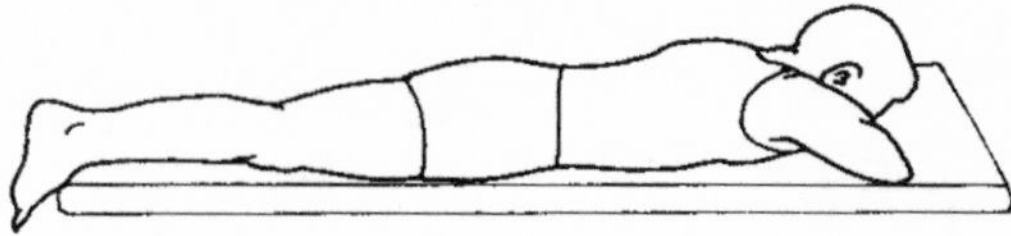

Figura 8.10 Acuéstate boca abajo con almohadas bajo el abdomen. Agrega más almohadas conforme lo vayas tolerando. Hazlo durante 15 minutos.

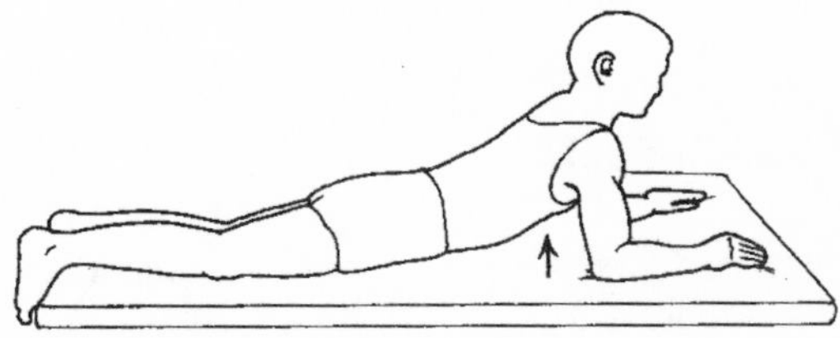

Figura 8.11 Empújate hacia arriba con los codos doblados y sostén mientras cuentas hasta tres, luego relaja mientras cuentas hasta seis.

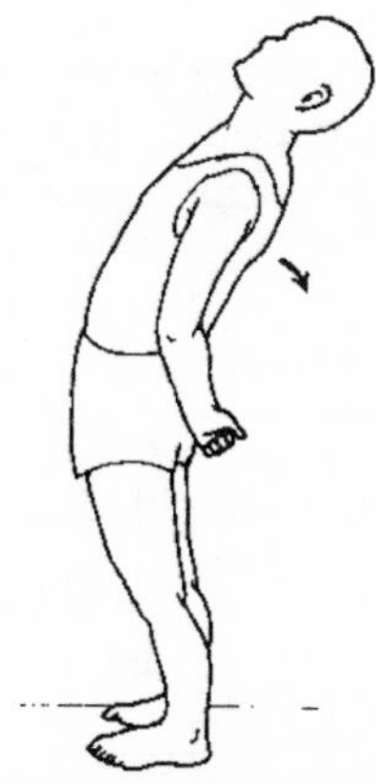

Figura 8.12 Coloca las manos en la espalda baja y dóblate hacia atrás. Aguanta mientras cuentas hasta tres y relaja mientras cuentas hasta seis. Repite este ejercicio cada hora.

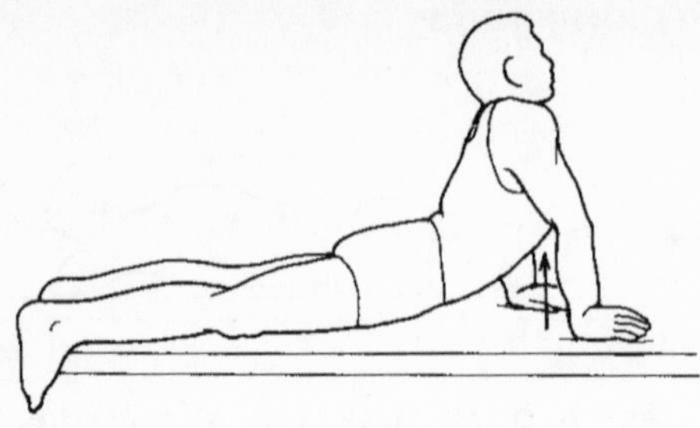

Figura 8.13 Empújate hacia arriba con los brazos estirados (en un movimiento como de lagartijas). Sostén mientras cuentas hasta diez y realiza diez repeticiones.

Fase de fortalecimiento

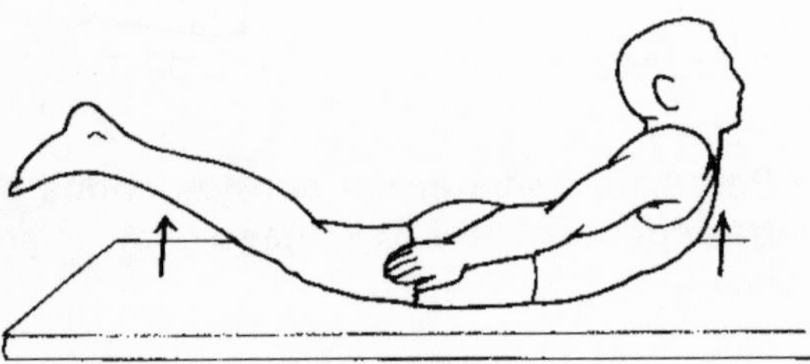

Figura 8.14 Levanta la cabeza y las piernas del piso lo más que puedas tolerar. Sostén esta posición mientras cuentas hasta tres y luego relaja mientras cuentas hasta seis.

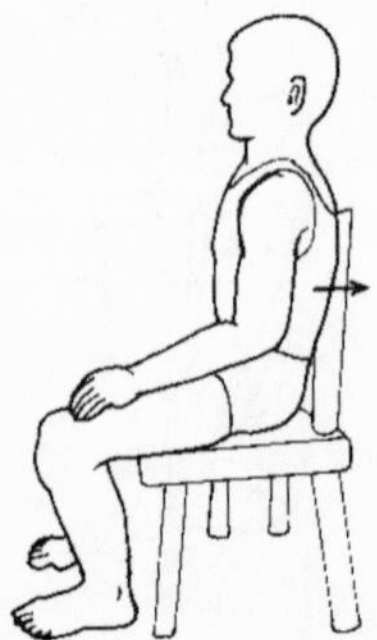

Figura 8.15 Ahora levántate y mantén un postura sentada normal con la espalda curva.

Variaciones

Se puede intentar una variación para ejercicios de fortalecimiento cuando estás "a gatas". Inténtalo sólo después de que tu espalda ha comenzado a mejorar. Estira tu brazo y la pierna opuesta paralelos al piso. Sostén esta posición mientras cuentas dos tiempos y luego regresa el brazo y la pierna al piso. Haz el mismo movimiento con el brazo y la pierna opuestos. Intenta aumentar las repeticiones en la "Zona de Comodidad" según lo toleres. Debes ponerte la meta de hacer entre diez y quince levantamientos.

Después de dos semanas de hacer estos ejercicios de flexión y extensión, puedes agregar otra serie de ejercicios a tu rutina:

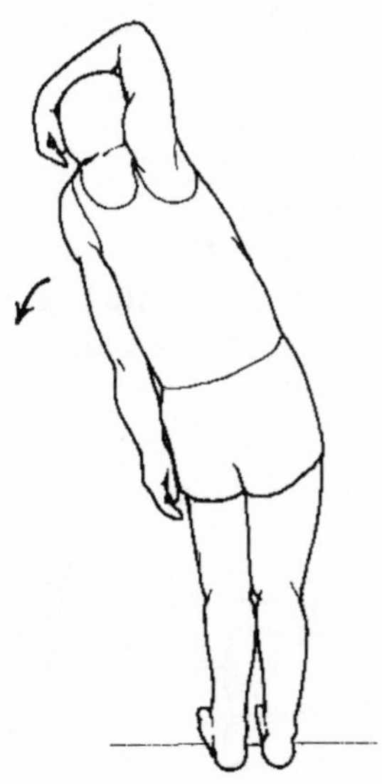

Figura 8.16 Doblarse lateralmente al estar de pie. Coloca la mano en el lado opuesto de tu cabeza con el otro brazo colgando cerca de tu pierna. Resiste mientras cuentas hasta diez y repite cada hora.

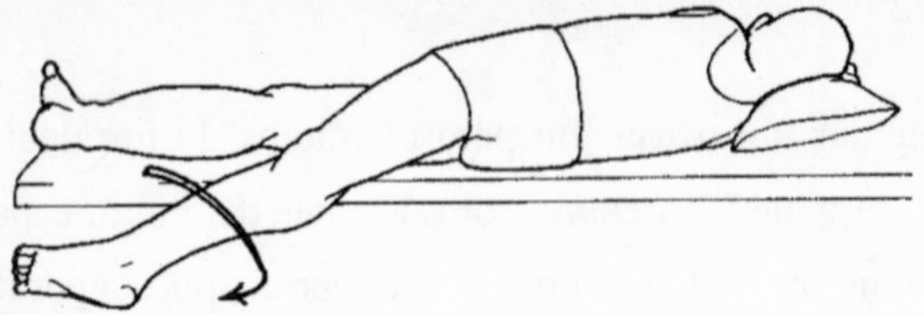

Figura 8.17 Acostado de lado. Sostén la pierna de arriba estirada y muévela hacia atrás de tu cuerpo. Sostén mientras cuentas hasta tres y relaja mientras cuentas hasta seis.

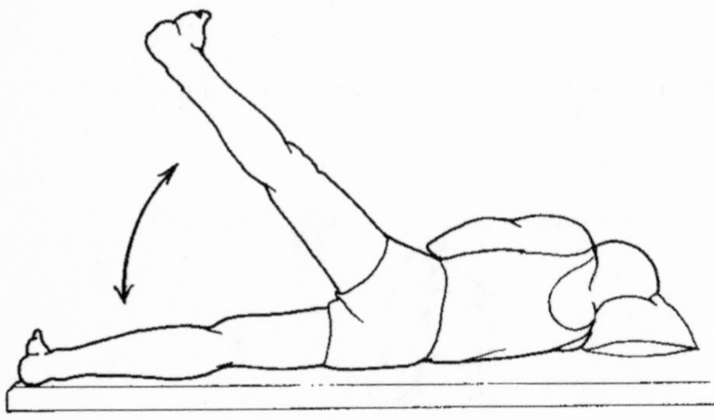

Figura 8.18 Acostado de lado, levanta la pierna lejos del cuerpo. Sostén mientras cuentas hasta tres y luego relaja mientras cuentas hasta seis.

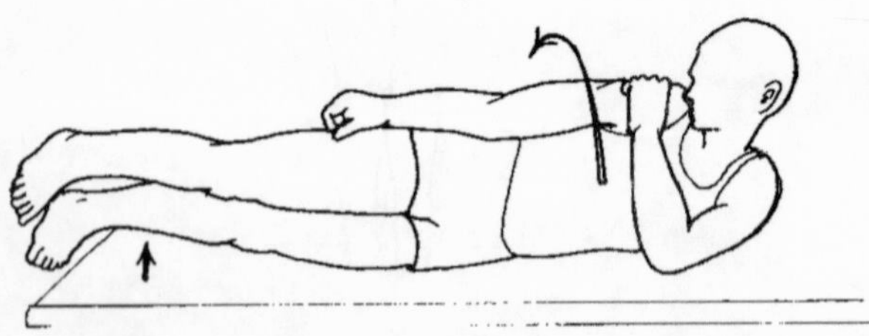

Figura 8.19 Acostado de lado, levanta la cabeza y las piernas de la cama. Sostén mientras cuentas hasta tres y luego relaja mientras cuentas hasta seis.

Las curvas "C" y "S"

Algunas veces, los músculos están en un espasmo tal que la espina se dobla en una "C" o en una "S". No todos padecen un espasmo hasta este grado, pero hay cosas que te pueden ayudar si es así. Un fisioterapeuta experimentado, Tom Welsh, me enseñó que las personas pueden determinar los ejercicios que las ayudarán con la curva de su espalda. A continuación hay algunas sugerencias. Primero, decide cuál letra del alfabeto "C" o"S", se adapta mejor a tu figura. Párate frente a un espejo de cuerpo completo y compara la altura de tus hombros y tu cadera.

Usa el brazo derecho e izquierdo o las piernas dependiendo del tipo de curva que tienes. Hazlo en el piso o en la cama. Estos ejercicios mejoran la flexibilidad, pero también estabilizan la espina, lo cual mejora su función y disminuye el dolor.

CURVA "C" DERECHA

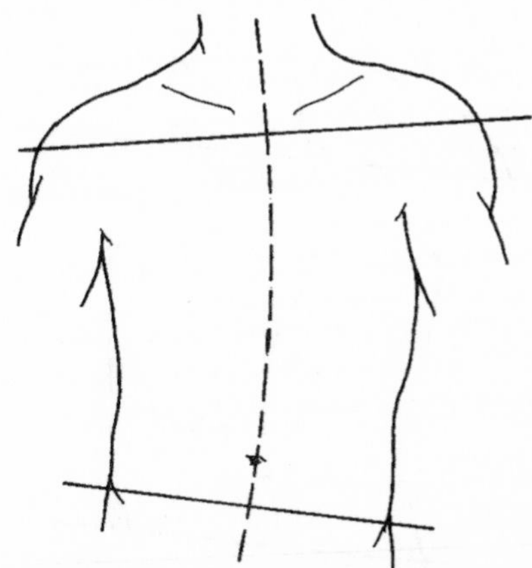

Figura 8.20 Curva "C" derecha: el hombro izquierdo y la cadera derecha son más altas.

CURVA "C" IZQUIERDA

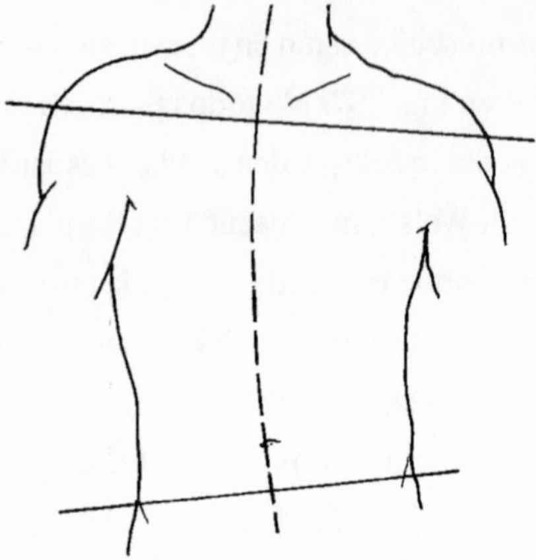

Figura 8.21 Curva "C" izquierda: el hombro derecho y la cadera izquierda son más altas.

CURVA "S" FRONTAL

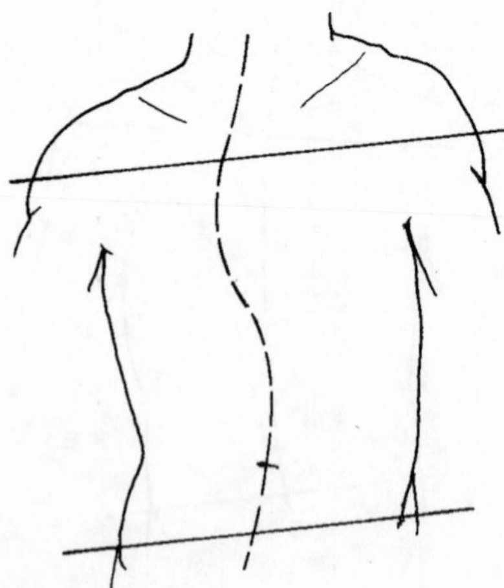

Figura 8.22 Curva "S" frontal: el hombro izquierdo y la cadera izquierda son más altos.

CURVA "S" TRASERA

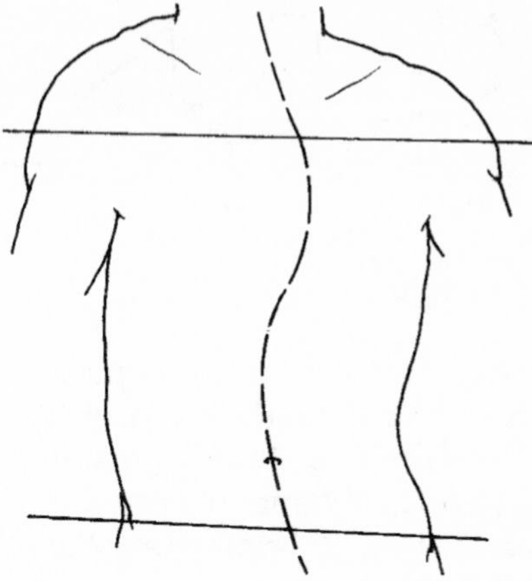

Figura 8.23 Curva "S" trasera: el hombro derecho y la cadera derecha son más altos.

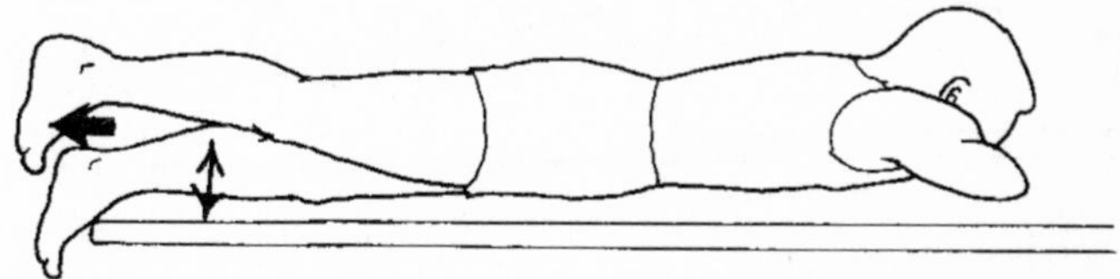

Figura 8.24 Acuéstate boca abajo. Levanta una pierna recta algunos centímetros de la cama y estírala al máximo hacia abajo. Aguanta mientras cuentas hasta tres. Repite diez veces. (Curva "C" derecha y Curva "S" frontal: pierna izquierda; Curva "C" izquierda y curva "S" trasera: pierna derecha).

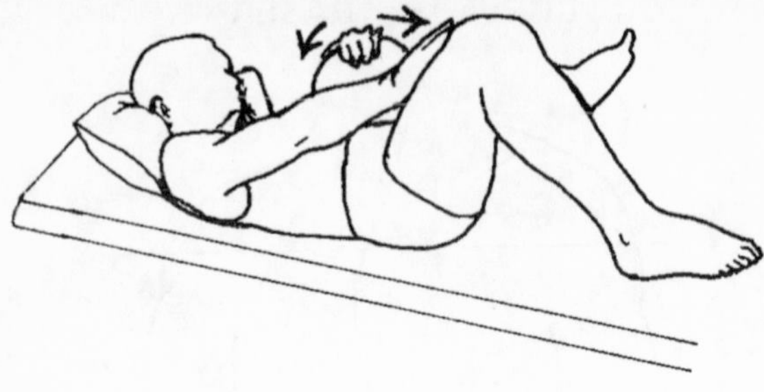

Figura 8.25 Ejercicio 2: Acuéstate de espaldas. Dobla las rodillas. Levanta una rodilla doblada y empuja la mano contra la rodilla con igual resistencia. Al mismo tiempo jala la rodilla opuesta hacia tu pecho. Aguanta mientras cuentas hasta tres. Repite diez veces. (Curva "C" derecha y curva "S" frontal: levanta la rodilla derecha y jala la rodilla izquierda; Curva "C" izquierda y curva "S" trasera: levanta la rodilla izquierda y jala la rodilla derecha.)

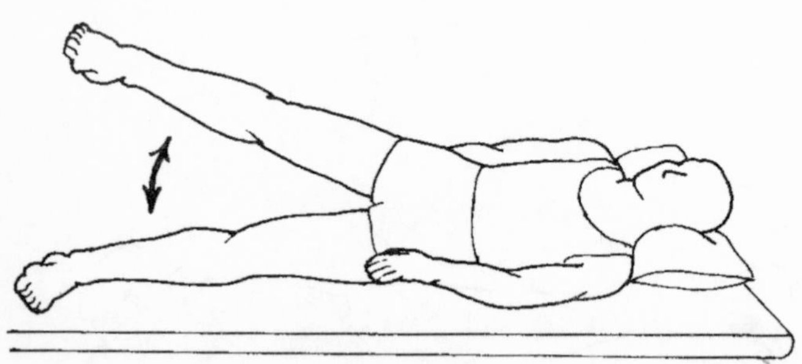

Figura 8.26 Ejercicio 3: Acuéstate de lado. Alínea tus piernas con el cuerpo. Mueve la pierna superior hacia arriba y hacia abajo entre 30 y 45 centímetros. Repite 25 veces. (Curva "C" derecha y curva "S" frontal: con el lado izquierdo hacia abajo, se levanta la pierna derecha; Curva "C" izquierda y curva "S" trasera: con el lado derecho hacia abajo, se levanta la pierna izquierda.)

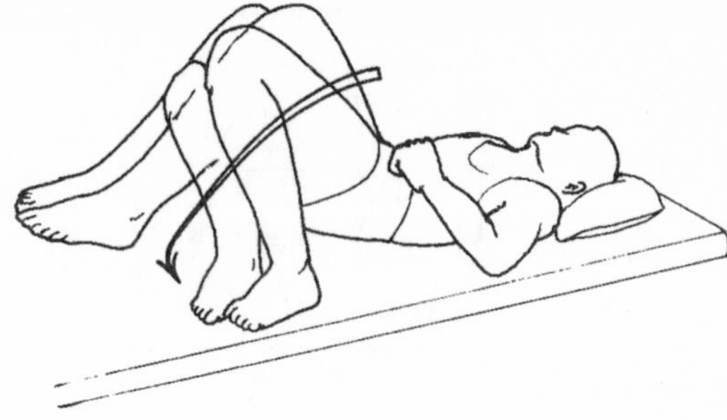

Figura 8.27 Ejercicio 4: Acuéstate de espaldas. Dobla las rodillas y mantenlas juntas al igual que los talones. Rueda las dos rodillas hacia los lados. Sostén mientras cuentas hasta 20. Aprieta los músculos del estómago y mantenlos apretados mientras ruedas las rodillas de vuelta hacia el centro. Repite tres veces. (Curva "C" derecha: rueda a la derecha; Curva "C" izquierda: rueda hacia la izquierda.)

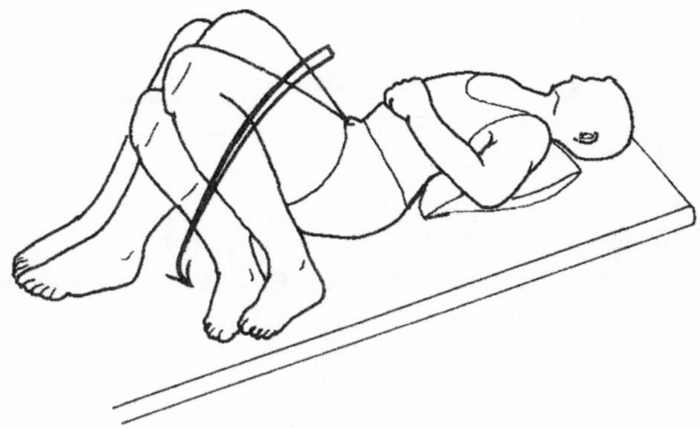

Figura 8.28 Ejercicio 5. Acuéstate de espaldas. Dobla las rodillas y mantenlas juntas al igual que los talones. Coloca una almohada debajo de los hombros y de la espalda baja. Aprieta los músculos del estómago y mantenlos apretados mientras ruedas las rodillas de vuelta hacia el centro. Repite tres veces. (Curva "S" frontal: almohada bajo el hombro izquierdo, rueda hacia la izquierda; Curva "S" trasera: almohada bajo el hombro derecho, rueda hacia la derecha.)

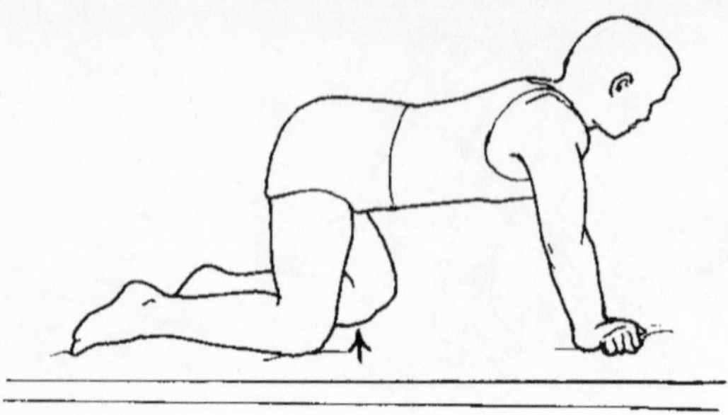

Figura 8.29 Ejercicio 6: Colócate a gatas. Alinea las rodillas con la cadera y las manos con los hombros. Levanta la rodilla hacia arriba y hacia abajo de 2.5 a 5 centímetros. Repite 25 veces. (Curva "C" derecha y curva "S" trasera: levanta la rodilla izquierda; Curva "C" izquierda y curva "S" frontal: levanta la rodilla derecha.)

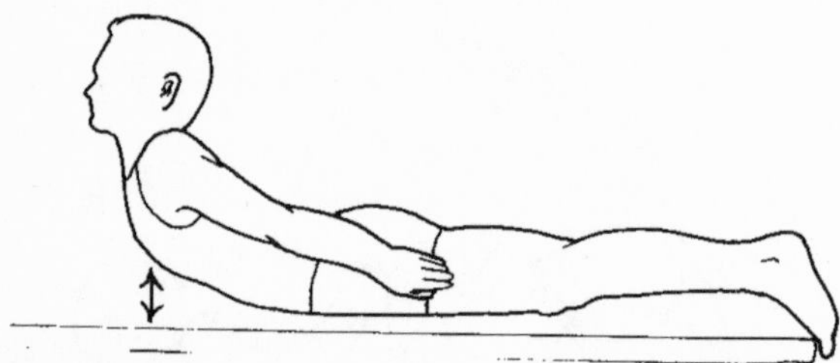

Figura 8.30 Ejercicio 7: Acuéstate boca abajo. Mantén los brazos a los lados. Levanta el pecho y los hombros hacia arriba y hacia abajo y arquea la espalda. Repite esto 25 veces a un ritmo rápido. (Para todas las curvas).

ESTIMULACIÓN NERVIOSA ELÉCTRICA TRANSCUTÁNEA

Los fisioterapeutas a veces usan la terapia TENS (por sus siglas en inglés) con electrodos superficiales aplicados en la piel. (Los electrodos se pueden implantar directamente en un nervio o en la columna sensorial de la médula espinal, pero esto sólo lo puede hacer un neurocirujano).

La TENS funciona estimulando fibras nerviosas de alta velocidad que bloquean a las fibras del dolor más lentas. Se necesitan diferentes formas de señales eléctricas para estimular las fibras nerviosas. Las ubicaciones de la máquina TENS (estimulador transcutáneo) se modifican para encontrar el pulso de onda correcto que mejor funcione para ti.

Una vez que se alcanza la ubicación correcta, sentirás una sensación de hormigueo en el área estimulada. La sensación no debe causar una sensación desagradable ni una contractura muscular. Las sesiones de terapia deben durar un mínimo de 30 minutos para determinar si tiene beneficios. El inicio del alivio del dolor se puede medir de minutos a horas. El tiempo promedio es de 20 minutos. La duración del alivio del dolor es variable. Algunas personas han sentido alivio durante los primeros días con pocas sesiones de terapia. La TENS no funciona para todos.

***

Los ejercicios son sólo tan buenos como la frecuencia con la que se realizan. He dado muchas instrucciones de ejercicios impresas e ilustradas a pacientes que han prometido hacerlos religiosamente. Regresan un poco avergonzados al admitir que no tuvieron tiempo en sus horarios para lo que sabían que sería útil para su enfermedad.

Los mejores resultados que he tenido son con personas que han seguido su rutina de ejercicios con regularidad. Suspendieron sus medicinas y siguieron funcionales aunque en algunos momentos la respuesta benéfica tardó en llegar. Por ejemplo, un ebanista de 48 años desarrolló dolor de espalda después de haber estado en una posición extendida durante varias horas mientras instalaba un juego de armarios pesados. Desarrolló espasmo muscular severo y el dolor de espalda aumentó cuando extendía la espina. Le prescribí un medicamento antiinflamatorio no esteroide y un relajante muscular para aliviar los síntomas. Luego le informé sobre la importancia de los ejercicios de flexión y el peligro de doblarse hacia atrás. Mejoró poco a poco y en un mes estaba de vuelta en el trabajo construyendo e instalando armarios. No pudo suspender sus medicinas sin desarrollar un regreso de su dolor de espalda. Quería suspender sus medicinas, pero tenía que seguir con su trabajo. Le dije que siguiera haciendo sus ejercicios con regularidad y los hizo religiosamente. Después de un año, ya no necesitaba su relajante muscular. Estaba casi listo para dejar de tomar el medicamento antiinflamatorio no esteroide cuando suspendió los ejercicios. Tuvo una recaída de dolor. Volvió a los ejercicios y al año siguiente pudo suspender todas sus medicinas. Actualmente, está construyendo armarios, hace sus ejercicios y se mantiene alejado de las medicinas.

Los ejercicios sí hacen una diferencia. Una espalda baja flexible y fuerte es un ancla para varias de nuestras actividades diarias. Si te pones a trabajar, ganarás los beneficios.

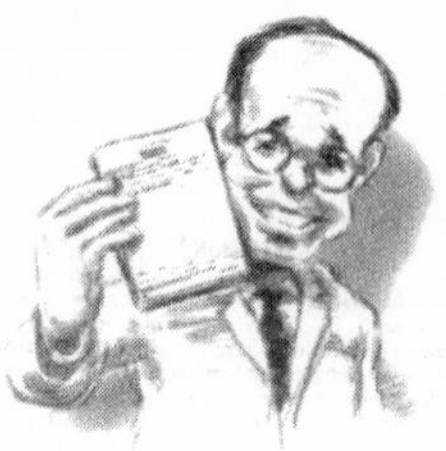

RESUMEN DE PRESCRIPCIÓN DEL DOCTOR BORENSTEIN

- Los ejercicios y la fisioterapia desempeñan un papel mayor durante la última fase de cura para sanar el dolor de la espalda baja.
- Ningún tipo de programa de ejercicios se ajusta a todos los tipos de dolor de espalda, pero los ejercicios de flexión (doblarse hacia adelante) y extensión (doblarse hacia atrás) son los más recomendados por médicos y fisioterapeutas.
- Los ejercicios también son importantes si tienes dolor crónico en la espalda baja porque estiran y fortalecen los músculos de la espalda y ayudan a favorecer la movilidad y a reducir el dolor.
- Los ejercicios son más efectivos cuando los haces con regularidad.
- Un entrenador físico no es lo mismo que un fisioterapeuta.

9
Terapias complementarias

Muchas culturas en todo el mundo han usado técnicas de curación que hoy entran en la categoría de terapia complementaria. Algunas de estas terapias se aceptaban en India y China, por ejemplo, mucho antes de que estuvieran disponibles métodos científicos para probar su efectividad para mejorar ciertas enfermedades médicas. Todavía no sabemos el mecanismo de acción de algunas terapias complementarias por lo que algunos médicos creen que los beneficios son en gran medida un efecto placebo. Sin embargo, sea cual sea el efecto, cada vez les prestan más atención las escuelas médicas así como los médicos que ejercen. Por ejemplo, algunos médicos convencionales han aprendido cómo aplicar tratamientos de acupuntura.

En 1997 se hicieron aproximadamente 629 millones de visitas a personas que ofrecen terapias complementarias, mientras que sólo se hicieron 388 millones de visitas a médicos generales. Cuatro de cada diez norteamericanos usa estas terapias en alguna medida. Quienes sufren dolor de espalda baja con frecuencia van con quienes las practican como quiroprácticos, especialistas en acupuntura o en conformación corporal. Estas terapias parecen ser más populares entre los que no se ven satisfechos con las terapias convencionales o quienes padecen una enfermedad impredecible, como el dolor de espalda baja.

Esas terapias también se consideran relativamente libres de riesgos y más baratas que la medicina convencional. Sin embargo, si no se eligen bien, ninguna de estas consideraciones son ciertas.

El término "medicina complementaria" implica que tales terapias se usan con tratamientos convencionales para el dolor de espalda baja, mientras que el término terapia "alternativa" sugiere que ambas son mutuamente exclusivas. Sin embargo, yo veo los métodos complementarios como terapias pasivas, que, en la mayoría de los casos, se hacen *a* pacientes con dolor de espalda. Esto es especialmente cierto en el caso de los tratamientos quiroprácticos, osteopáticos y de conformación corporal. Yo prefiero las terapias activas como los regímenes de información y ejercicio autodirigido que te permiten tomar el control de tu enfermedad.

Puede que busques terapias complementarias con base en la recomendación de algún amigo, un anuncio o una experiencia anterior. Sin importar cuál sea la razón, di a tu médico todo sobre cada vitamina, suplemento natural, dieta especial, ejercicio o terapia manual que uses. Tal vez tu médico tenga experiencia con personas que ofrecen terapias complementarias y, entonces, te ofrezca algunas recomendaciones.

Estas terapias llegaron para quedarse. Algunas ayudan a tu dolor de espalda, pero úsalas con prudencia y sólo para:

- Mejorar los efectos de terapias convencionales.
- Mejorar tu perspectiva.
- Aliviar síntomas de dolor crónico, estrés y ansiedad.

En general, las terapias complementarias *no pueden*:

- Curar ninguna enfermedad.

- Mejorar una enfermedad aguda rápidamente.
- Reemplazar a las terapias convencionales.

MANIPULACIÓN MANUAL

Un grupo prominente de terapeutas convencionales, incluyendo quiroprácticos, osteópatas y terapeutas de masajes creen que los procesos naturales de curación del cuerpo se facilitan a través de la manipulación y el movimiento de los tejidos blandos y el reposicionamiento de partes corporales. Creen que sus tratamientos quitan bloqueos y derivan en una función mejorada al mover la espina de vuelta a su posición normal. Algunas disciplinas creen que varias enfermedades se pueden tratar a través de esta manipulación del sistema musculoesquelético, pero esto aún es tema de controversia.

Manipulación quiropráctica

La manipulación quiropráctica parece ser lo más efectivo para el dolor de espalda baja agudo y de corta duración, por lo general un mes o menos. Algunas personas mejoran con la primera sesión, otras requieren varios tratamientos. Si ha pasado un mes de terapia sin mejoría, el tratamiento quiropráctico no te ayudará.

Hay estudios que demuestran los beneficios de la manipulación quiropráctica para el dolor de espalda baja sin ciática, pero esos beneficios son a corto plazo y el dolor crónico de la espalda baja no parece beneficiarse de la terapia quiropráctica. En ocasiones, el ajuste quiropráctico favorece el movimiento en aquellas personas que padecen movilidad limitada y dolor de espalda crónico.

En ciertas situaciones, la manipulación puede tener efectos serios en tu salud. Por ejemplo, no se recomienda para personas con ciática (dolor de piernas). Los ajustes hacen que una hernia de disco empeore, causando pérdida de fuerza y pérdida de función rectal y de la vejiga.

Las personas mayores deben ser especialmente precavidas con los ajustes quiroprácticos si tienen osteoporosis o pequeñas fracturas en una vértebra. Hay un riesgo adicional si estás tomando medicamentos adelgazantes de la sangre. Algunos de los ajustes quiroprácticos pueden causar sangrado. Si padeces alguna de estas enfermedades, consulta a un médico antes de someterte a manipulación quiropráctica porque es posible que el tratamiento no sea seguro para ti.

La premisa de la terapia quiropráctica es que una vértebra mal alineada (subluxaciones) causa la mayoría de las enfermedades al bloquear el sistema nervioso y al interferir con la cura natural. Ajustar la espina a su posición natural revierte este proceso y el resultado es la cura. Los quiroprácticos hacen ajustes con presión suave o con empujones más fuertes a la espina. Algunas veces, esto genera un estallido como cuando se truenan los nudillos, que en realidad es una burbuja de gas nitrógeno que se desarrolla en el vacío creado en la articulación que se mueve rápidamente. El sonido de estallido no la causa, del mismo modo que tronar los nudillos no la causa. Los ajustes quiroprácticos y el movimiento no debieran causar ningún dolor. Los fisioterapeutas usan la manipulación para maximizar el movimiento de las estructuras musculoesqueléticas, pero usan movimientos más graduales para lograr la misma meta.

Scott, un contador de 34 años, se sometió a cirugía a causa de un disco herniado. Su dolor de piernas mejoró, pero luego regresó en seis meses y radió hacia abajo de la parte posterior del muslo. Los medicamentos ayudaron, pero Scott quería disminuir la necesidad de tomarlos. Se hizo seis tratamientos con un quiropráctico y tuvo una mejoría significativa en su dolor de espalda y muslo. Este tratamiento le permitió reducir el uso del medicamento antiinflamatorio sin esteroides a un día sí y otro no, pero no estaba libre de dolor.

Eligiendo a un quiropráctico

Los quiroprácticos pueden usar la manipulación sola o en combinación con otras terapias complementarias. Los quiroprácticos "ortodoxos" sólo hacen manipulación; los "mixtos" usan una variedad de terapias, incluyendo suplementos nutricionales, remedios homeopáticos y acupuntura, para alcanzar el equilibrio en el sistema nervioso. A menudo toman placas de rayos X antes de comenzar la terapia de manipulación. Muchas de estas placas demuestran curvas ligeras, que pueden ser la causa del dolor. Sin embargo, la importancia de estas curvaturas es cuestionable, porque muchas personas sin dolor de espalda muestran grados de curvatura similares en los rayos X. Cuestiona la necesidad de éstos antes de iniciar el tratamiento con un quiropráctico y ve a un médico si sospechas que cualquier enfermedad seria está ocasionando tu dolor.

Asegúrate de elegir un buen quiropráctico. Aunque no es probable que el tratamiento quiropráctico para el dolor de espalda baja te lastime, la lesión es más probable si el quiropráctico sabe poco sobre el sistema musculoesquelético y los efectos de los ajustes de la espina lumbar.

Sabrás si un quiropráctico es bueno si:

- Se toman el tiempo necesario para escuchar tu problema.
- No requieren rayos X para tratar el dolor agudo de la espalda baja.

- Proporciona el tiempo requerido para el curso de la terapia.
- Trata sólo desórdenes musculoesqueléticos.
- Te deja pagar por una visita a la vez.
- Está dispuesto a enviarte con un médico tradicional si la terapia no funciona.

Muchos quiroprácticos están afiliados a hospitales, organizaciones para el mantenimiento de la salud y grandes grupos de prácticas y puede que también encuentres una referencia de amigos y familiares. Sólo asegúrate de hacerle preguntas que proporcionen información sobre los puntos anteriores.

Manipulación osteopática

El doctor Andrew Taylor Still desarrolló la filosofía de la medicina osteopática porque creía en un principio unificador entre la estructura corporal y la función en la salud y en la enfermedad. Still también creía que los médicos descuidaban la habilidad del cuerpo de curarse a sí mismo, una filosofía que no fue aceptada por los médicos alópatas (convencionales) a finales de 1800. El doctor Still empezó su propia escuela de medicina en 1892 y pronto se establecieron escuelas de medicina osteopática en todo Estados Unidos. Hoy en día, el programa que estudian los médicos osteópatas y los alópatas es bastante similar, pero los osteópatas también se especializan en cómo las estructuras físicas alteradas pueden afectar la función. Los médicos alópatas y osteópatas tienen una licencia con derechos y privilegios similares.

Los médicos osteopáticos observan anormalidades en la estructura, como espasmo muscular, restricción de movilidad o sensibilidad al tacto. La espina es considerada el área primaria de disfunción debido a su proximidad con el sistema nervioso autónomo, que monitorea todas las funciones básicas del cuerpo. La manipulación osteopática de la espina y otras estructuras restaura la mecánica y la función normal del cuerpo, con lo cual se restaura el equilibrio en los sistemas orgánicos, incluyendo el sistema nervioso. Una mejoría en la función también resulta en el flujo sanguíneo. El tratamiento osteopático puede incluir sólo la manipulación, una combinación de manipulación y otras terapias complementarias o terapia con medicamentos.

Está disponible una variedad de técnicas osteopáticas para el tratamiento del dolor en la espalda baja. La liberación miofascial, la tensión y contratensión, las técnicas craneales (manipulación suave de la cabeza y la espina) y la manipulación con impulso (mayor fuerza), son algunas de las técnicas que pueden ser útiles. La manipulación osteopática ha demostrado disminuir el dolor de espalda, pero el beneficio puede limitarse a unas cuantas semanas.

Hay más de 50 mil médicos osteópatas en los Estados Unidos, con licencia en estados individuales; muchos pertenecen a la *American Osteopathic Association* (Asociación Osteopática Norteamericana). Algunos médicos osteópatas proporcionan sólo cuidados alópatas; otros ofrecen sólo ciertas formas de manipulación y existen quienes ofrecen una amplia variedad de terapias complementarias también. Deja que te guíe tu perspectiva de tu problema de espalda para decidir si un médico osteópata ofrece la terapia que será útil en tu caso y asegúrate de decirle a tu osteópata si la manipulación espinal aumenta tu dolor.

MASAJE Y OTRAS TÉCNICAS DE TRABAJO CORPORAL

El antiguo médico griego, Hipócrates, el "padre de la medicina", creía que el masaje liberaba los fluidos nutritivos para llevarlos a los órganos del cuerpo. Más adelante, los romanos desarrollaron prácticas de masaje como parte de su sistema curativo. Culturas orientales en India y China también han desarrollado técnicas de masaje y han promovido sus beneficios. Hoy tenemos varios estilos de masaje, basados mayormente en técnicas orientales u occidentales.

El masaje occidental, como el masaje sueco, puede relajar los músculos tensos para mejorar el rango de movimiento, quitar el estrés e incrementar la energía. La presión en los músculos trae consigo una sensación diferente en los tejidos y alivia el dolor. Las formas de masaje japonesas y chinas, como el *shiatsu*, mejoran el flujo de energía (*qi*) a través de los canales de energía del cuerpo (meridianos). La presión en los puntos de acupuntura libera qi bloqueado y restaura el equilibrio natural del cuerpo.

Reflexología

Quienes practican reflexología creen que los órganos del cuerpo tienen representaciones en diferentes áreas de los pies, las manos, las orejas. Entonces, dar masaje a puntos reflejos en los pies y manos puede tener influencia en los órganos en lugares distantes. Por ejemplo, la columna espinal está ubicada a lo largo del empeine. La espina está representada a lo largo del borde de la orilla. Al ejercer presión en los puntos reflejos, particularmente en los pies, la energía se libera en las áreas afectadas, lo cual trae como resultado relajación y alivio del dolor.

Masaje craniosacral

Este masaje intenta equilibrar el sistema que conecta el cráneo con la base de la espina (sacro). Se toca ligeramente el cráneo para equilibrar la tensión muscular y también se puede manipular el sacro. Éste es un masaje suave, con poco riesgo de dañar los tejido subyacentes.

Integración estructural / *rolfing*

La teoría detrás del *rolfing*, así llamado por el doctor Ida Rolf, es que la fascia (la membrana que cubre tus músculos) engrosada es el resultado de desequilibrios físicos acumulados relacionados con lesiones específicas, como tensión en la cadera. El tejido conectivo puede acortarse alrededor de la lesión, lo que se añade a movimientos y posturas desequilibrados. El *rolfing* es esencialmente un masaje profundo de los tejidos que tienen relación con los movimientos vigorosos para aflojar las adhesiones de los tejidos conectivos que cubren estas lesiones. La técnica puede ser dolorosa conforme se libera la tensión en articulaciones, ligamentos y músculos. La terapia se da en diez sesiones semanales de una hora.

Cómo elegir el mejor trabajo corporal para ti

El trabajo corporal se refiere al grupo de técnicas manuales que favorecen una mejoría en las mecánicas del cuerpo y una disminución del estrés. Saca lo más que puedas de tu técnica de trabajo corporal planeando antes tu sesión en las formas siguientes:

- Identifica las metas de la técnica que elijas.

- Visita sólo a un especialista experimentado.
- Habla con el especialista sobre tus preocupaciones.
- Descansa después de tu sesión para disfrutar de sus beneficios.
- Habla con tu terapeuta sobre cualquier preparación necesaria.

Las técnicas de masaje pueden usar un poco de tacto o un estiramiento más vigoroso de los músculos, así que decide qué tipo de masaje disfrutarías más. Terapeutas experimentados en trabajo corporal ofrecen las mejores sesiones, así que encuentra un especialista que conozca las particularidades de tu enfermedad y las técnicas útiles para tu problema específico. Contacta organizaciones que certifiquen terapeutas de masaje o la tabla de licencias de tu estado para determinar el estatus del especialista que estás considerando visitar. Además, escucha las recomendaciones de otros profesionistas del cuidado de la salud o de pacientes del especialista.

ACUPUNTURA

La acupuntura se basa en la teoría china de que los caminos de energía, llamados meridianos, llevan la energía del cuerpo, conocida como *qi* o *chi*. Las enfermedades causan un desequilibrio en el flujo de qi en los 12 meridianos primarios. La estimulación de puntos específicos a lo largo de los meridianos puede corregir el flujo de qi para optimizar la salud o bloquear el dolor. También alivia el dolor a través de la liberación de endorfinas. Más de un millón de estadounidenses usan la acupuntura con regularidad, muchos a causa de problemas musculoesqueléticos.

La acupuntura tradicional usa agujas delgadas en 360 puntos específicos a lo largo de los meridianos para volver a equilibrar el flujo de energía. De cinco a 15 agujas delgadas, flexibles, sólidas y estériles se insertan en una fracción de 2.5 a 10 centímetros de profundidad. Conforme se insertan las agujas, puedes sentir un rango de sensación que va de la ligera punzada de una aguja, a hormigueo, calor o punzada. Las agujas se dejan en el lugar de cinco a 60 minutos (20 minutos es el promedio). Puede tomar un conjunto de diez tratamientos para obtener el máximo beneficio y puede ser que necesites tratamientos de seguimiento, por lo general dejando pasar algunos meses y retomando el tratamiento para mantener un equilibrio normal de energía. Además de las agujas, o en lugar de éstas, los especialistas pueden usar calor, presión, fricción, succión o corriente eléctrica conectada a las agujas en los puntos de acupuntura. Esto puede producir efectos similares.

Cuando un especialista con licencia la practica, la acupuntura tiene un buen registro de seguridad. Sin embargo, es posible que las complicaciones incluyan infecciones (sida o hepatitis) si se usan agujas no estériles, pinchazos a órganos, dermatitis y sangrado local. Asegúrate de que tu terapeuta use agujas estériles desechables que se usan sólo una vez de modo que no haya probabilidades de infección.

La acupuntura es un ejemplo de una terapia complementaria que integra la efectividad de otros tratamientos para el dolor crónico, incluyendo medicamentos y fisioterapia. Sin embargo, no tenemos buena información sobre la frecuencia de una respuesta positiva a los tratamientos de acupuntura. Vale la pena probar la acupuntura si se han probado todas las demás terapias, pero no han sido completamente efectivas.

También se debería considerar la acupuntura si los efectos colaterales tóxicos impiden el uso de medicamentos. Una desventaja es que el procedimiento pasivo, que consume el tiempo, también es relativamente caro, ya que todavía no está universalmente cubierto por el seguro médico, incluyendo el programa de seguro social para mayores de 65 años (Medicare).

YOGA Y OTRAS TÉCNICAS DE CUERPO MENTE Y ESPÍRITU

Muy popular hoy en día en el mundo occidental, el yoga tuvo su origen en la India como parte de la forma de terapia ayurvédica. La palabra sánscrita "yoga" viene de la raíz *yug*, que significa unir. El yoga es una filosofía de la vida que promueve la conciencia de la unidad del cuerpo, la mente y el espíritu. Patanjali, un maestro indio, escribió sobre los principios del yoga hace miles de años.

Las posiciones (asanas) y las técnicas de respiración (pranayama) íntimamente relacionadas con el yoga en el mundo occidental son medios de aumentar la fuerza física y el vigor que se necesitan para la meditación. La armonía entre el estado físico y el mental traen una mayor autoconciencia y salud. En este contexto, el yoga es tanto preventivo como curativo para dolencias de cuerpo, mente y espíritu.

En las culturas occidentales, las posiciones de yoga se han convertido en medios de alcanzar una mejor salud, con menos énfasis en el aspecto mental de la meditación y autorrealización. El yoga tiene muchas variedades. La mayoría de los occidentales conocen la forma llamada hatha yoga, combinación de *ha* "sol" y *tha*, que significa "luna". El hatha yoga es el yoga de actividad y es un sistema disciplinado de estiramientos suaves y ejercicios de equilibrio. Las asanas, si se hacen correctamente, afectan a todos los órganos del cuerpo. Las posiciones se ajustan de manera que los alineamientos sean correctos para los huesos, las articulaciones y los órganos. El alineamiento adecuado permite que el cuerpo funcione idealmente.

Los poderes restauradores del yoga para tratar el tipo de dificultades asociadas con el dolor de espalda pueden caer como anillo al dedo. Muchas personas que han aprendido las posiciones del yoga reportan mejoría en su dolor y una disminución en el estrés.

La maestra agotada

Alice, una maestra de primaria de 45 años, padeció dolor de espalda baja durante dos años. No podía recordar qué había desencadenado el dolor, pero era un verdadero inconveniente porque tenía dos hijos y un trabajo demandante. Entre sus planes de clase y llevar a sus hijos de un compromiso a otro, pocas veces se tomaba el tiempo para cuidar de su espalda, salvo cuando el dolor se volvía extremo. Alice tomaba medicamentos que se venden sin receta médica hasta que el dolor disminuía y luego los dejaba de tomar. No tenía tiempo para hacer ejercicio y bebía cantidades excesivas de cafeína durante el día, lo que le hacía difícil conciliar el sueño por la noche.

Esta maestra agotada tenía muchos problemas, entre ellos su dolor de espalda. Eliminar la cafeína fue sólo una de mis sugerencias, además comenzó a tomar medicamentos antiinflamatorios no esteroides e hizo algunos ejercicios de estiramiento simples. Su espalda mejoró, pero siguió ansiosa y estresada. Alice me dijo que a una de sus amigas le resultó útil el yoga para problemas de espalda y yo la animé a ir, no sólo para mejorar la flexibilidad, sino también para beneficiarse de las cualidades para aliviar el dolor que tiene el yoga.

Después de dos años de participar en ejercicios de yoga, Alice tenía menos molestia de la espalda y tomaba menos medicamentos. Igualmente importante, está mucho más calmada, aunque todavía tiene la responsabilidad de muchos niños. A través del yoga, Alice ha aprendido a lidiar con muchas de sus tensiones y cree que ha logrado una diferencia significativa en su calidad de vida.

Idealmente, el yoga se debería practicar diario y las clases periódicas reforzar el mantenimiento de las posiciones correctas. Muchos programas de ejercicio recomiendan días de descanso entre las sesiones, pero el yoga no acarrea el tipo de tensión y la ardua actividad que hacen necesario el descanso.

Con la guía de un maestro experimentado, tienes poco riesgo de daño a partir de los ejercicios hechos correctamente. Los programas que usan las posiciones más simples y seguras parecen ser los más apropiados. Si una posición te lastima, no la hagas.

Elegir un maestro puede ser todo un reto. No se necesita licencia para enseñar yoga y la filosofía del maestro estructura el contenido y el énfasis de la clase. Observa una clase para determinar si sus objetivos se adaptan a tus necesidades. Luego muestra a tu médico ilustraciones de posiciones de yoga y pregúntale si alguna podría ser dañina para ti.

Tai chi

El tai chi es una práctica china antigua que mueve ligeramente el cuerpo a través de varias posiciones lentas, continuas y fluidas. A diferencia de las artes marciales, el tai chi incluye movimientos sin impacto ni choque. Una sesión puede durar entre 20 y 60 minutos y, favorece la respiración profunda, el equilibrio y la reducción del estrés. Hay cinco estilos diferentes de tai chi. Algunos no requieren doblar las rodillas mucho y pueden ser ideales para quienes padecen dolor de espalda y artritis en las rodillas.

El tai chi ha demostrado ser efectivo para mejorar la función musculoesquelética. En un estudio de 215 personas de más de 70 años, el tai chi disminuyó su riesgo de caídas en comparación con grupos de edad similar a quienes se les enseñaron ejercicios de equilibrio y modificación de comportamiento. Estas personas también tuvieron una presión más baja y una mejoría en la fuerza de las manos. El tai chi puede ayudar al dolor de espalda al mejorar la relajación y al recuperar flexibilidad. El tai chi se aprende mejor con un maestro. Resulta útil si el maestro tiene algún conocimiento sobre el dolor de espalda y ha tenido experiencia con estudiantes con este problema. Los ejercicios se deben hacer diariamente por breves periodos. El esfuerzo no es parte del proceso. La relajación y la reducción del estrés son parte del componente mental del tai chi. No lo olvides.

El método Pilates

Joseph Pilates fue un entrenador físico en Alemania que emigró a los Estados Unidos en 1926. Desarrolló la "centrología", un sistema que incorpora la ciencia y el arte del desarrollo coordinado de cuerpo-mente-espíritu a través de movimientos naturales con estricto control de la voluntad. Este método abarca elementos de la filosofía occidental y oriental en relación con la importancia del movimiento y la fuerza para establecer calma interna y relajación. Al principio, Pilates fue especialmente popular con bailarinas como Martha Graham. Recientemente, con un crecimiento en el número de estudios Pilates e instructores, ha ganado mayor aceptación en el público.

El programa incluye más de 5 000 ejercicios diferentes diseñados para aumentar el equilibrio, la flexibilidad y la fuerza al conformar músculos más eficaces. Los ejercicios se llevan a cabo en una colchoneta, una pared o un aparato Pilates que incluye cuerdas, barras y sillas. El programa se concentra en fortalecer los músculos del abdomen, las nalgas y la espina. De acuerdo con Sean Gallagher y

Romana Kryzanowska, instructores del Método Pilates, los seis principios básicos son concentración para el movimiento, control del movimiento con la mente, fortalecimiento del centro del cuerpo, flujo de movimiento, precisión y respiración correcta. Se recomiendan ejercicios específicos para quienes padecen dolor de espalda.

Una clave para el éxito con el Método Pilates es un maestro experimentado y bien entrenado. La observación de un instructor puede asegurar que tu técnica sea correcta. El número de maestros ha crecido pero es limitado en la mayoría de las ciudades de Estados Unidos y en unos cuantos países más. El sitio web para instructores ha actualizado información sobre los instructores y sus estudios. Muchos de los ejercicios se pueden hacer en una colchoneta sin el uso de un aparato. Están disponibles libros y videos de ejercicios para quienes desean probar el programa de acondicionamiento físico por su cuenta.

TERAPIAS MENTE-CUERPO

Otra forma de terapia complementaria está basada en la interacción del dolor crónico y la enfermedad y el estrés psicológico. El dolor, cuando se asocia con un cambio en la personalidad y la forma de pensar, puede persistir aun después de que la lesión original haya sanado.

Las emociones negativas agudizan el dolor y la ansiedad e incrementan la tensión muscular y pueden llevar a la depresión o aumentarla. Mejorar tu estado emocional tiene un efecto benéfico en tu estado físico. Las terapias mente-cuerpo incluyen biorretroalimentación, hipnosis, técnicas de relajación, reducción del estrés, meditación y terapia guiada con imágenes.

Las terapias discutidas antes pueden aumentar tu sentido de autocontrol y logro, pero no todos nos beneficiamos de la misma terapia. Investiga las técnicas que te llaman la atención, y, si una no ayuda, prueba otra. Estas terapias tienen pocos efectos colaterales y no son caras, pero requieren tiempo y esfuerzo. Se pueden usar en combinación con otras terapias y con medicamentos.

Biorretroalimentación

Monitores electrónicos te ayudan a aprender cómo usar tu mente para controlar otras funciones corporales. El dolor de espalda a menudo aumenta la tensión muscular y EMG superficiales pueden detectar señales eléctricas generadas por tus músculos. La intensidad de estas señales se muestra en la pantalla de una computadora. Quien realiza la biorretroalimentación te enseña cómo usar tu mente para disminuir la intensidad de la tensión muscular, lo que en la computadora se ve como menos señales. Conforme te vuelves experto en la técnica, ya no necesitas la EMG para confirmar tu relajación muscular y puedes ejercitar la técnica en cualquier momento sin el equipo.

La clave para tener éxito con la biorretroalimentación es la persistencia, porque necesitas tiempo para aprender la técnica. La ventaja de ésta es que no hay efectos colaterales y que es portátil, viaja a donde quiera que vayas.

Hipnosis

La hipnosis es un estado de conciencia alterado que te permite acortar tu atención y excluir estimulación externa. En el estado hipnótico tu intensa concentración coloca tu atención entre la vigilia y el sueño, para favorecer la relajación profunda. Además, el dolor se puede disminuir directamente o se puede transferir a otra parte del cuerpo o puede ser que el tipo o cualidad del dolor cambie a una sensación de adormecimiento u hormigueo. Inicialmente, un terapeuta de la hipnosis induce un estado hipnótico, pero puedes aprender técnicas para hipnotizarte tu mismo y alcanzar el trance.

Algunos psiquiatras utilizan la hipnosis como parte de la terapia, pero otros no tienen licencia. Antes de someterte a una sesión, investiga sobre la experiencia del terapeuta de la hipnosis. Entiende también que aunque eres sugestionable en un trance hipnótico, no harás nada que vaya en contra de tus deseos. En otras palabras, sigues bajo control.

Visualización

La visualización te lleva a imaginar tu meta deseada. Después de relajarte con ejercicios de respiración o relajación progresiva, enfoca tu mente en sensaciones específicas que son importantes para ti. Para alcanzar un grado de alivio del dolor, puedes crear una imagen de tu músculo en su dimensión normal o una imagen de la parte que duele o del punto que se está extendiendo.

Jim, de 63 años, padecía un dolor de espalda baja en el lado izquierdo y sentía los pies dormidos al caminar. También tenía amplia experiencia en artes marciales y era experto en judo. Los rayos X de Jim indicaron un foramen neural que se había hecho más angosto y estaba ejerciendo presión en un nervio. El Celebrex y ejercicios de estiramiento mejoraron sus síntomas. Un día, me contó sobre su técnica de visualización, que él creía ayudaba a aliviar su dolor. Después de completar los ejercicios de respiración, enfocó sus pensamientos en la articulación que se había cerrado alrededor del nervio. Cuando terminó su periodo de relajación, se dio cuenta de que podía caminar con menos molestia. Sus pensamientos positivos habían ayudado a traer un buen resultado, pero también entendió que su técnica de visualización ofrecía alivio temporal y programó una RMI para determinar el rango de su compresión nerviosa.

Como las técnicas de relajación, la visualización no tiene efectos colaterales y con toda seguridad es efectiva en cuanto a costos. Hay cintas disponibles para ayudarte a aprender estas técnicas y algunas proporcionan una visualización guiada. Para beneficiarte de la visualización debes decidir si crees que una función mental puede tener efecto en síntomas físicos.

MEDITACIÓN Y RELAJACIÓN

La meditación es otra técnica que enfoca la mente en un pensamiento o sensación y aunque tendemos a asociarla con filosofías orientales y religión, los efectos positivos no requieren orientación religiosa ni espiritual. Enfocar tu mente en una sola palabra o frase puede detonar los beneficios de la respuesta de relajación. Con el tiempo, la repetición silenciosa de una palabra o frase puede resultar en un cambio de conciencia. Uno de mis pacientes explicó el proceso diciendo que la meditación no se trata sólo de quedarse dormido, sino más bien es una concentración silenciosa en pensamientos, emociones y sensaciones.

Para meditar, necesitas un lugar silencioso sin distracciones y sentarte en una posición cómoda y estable. (La posición de loto con las piernas cruzadas no es necesaria). La meditación comienza con respiración profunda mientras enfocas tus pensamientos en una palabra, frase u objeto significativos. Como sabe cualquier principiante, tu mente vagará y "cotorreará", pero el truco es apegarte a la práctica lo suficiente como para relajarte y mejorar la concentración. La meditación reduce la tensión y ayuda a aliviar el dolor.

Técnicas de relajación

Una gran variedad de métodos producen la respuesta de relajación. Hay ejercicios de respiración profunda que tienen el potencial de calmar al sistema nervioso simpático, reducir la presión sanguínea y disminuir el dolor. Muchas personas no saben cómo respirar profundamente con el abdomen, pero una vez que lo aprenden, este tipo de respiración es una herramienta disponible en cualquier momento para ayudar a producir un estado relajado.

Durante los ejercicios de relajación, la respiración profunda se hace a partir del abdomen y el pecho en una postura reclinada o plana. Coloca las manos sobre tu abdomen mientras se levanta conforme inhalas contando hasta tres; sentirás cómo el abdomen se "desinfla" conforme exhalas contando hasta tres. Notarás cambios en tu cuerpo después de apenas algunos ciclos, pero yo recomiendo comenzar con diez respiraciones profundas *lentas*. Si respiras demasiado rápido, te puedes marear, así que mantén un ritmo lento de respiración. Usa este sencillo ejercicio de respiración con otras técnicas de relajación para disminuir la intensidad del dolor.

La relajación muscular progresiva es una técnica que contrae músculos y luego los relaja, comenzando con los pies y moviéndose hacia arriba a las piernas, la cadera, las nalgas, el torso, los brazos, las manos, el pecho, el cuello y hacia arriba a los músculos del rostro. Muchas librerías y tiendas de alimentos naturistas tienen una selección de cintas de audio con instrucciones para hacer un "viaje" paso a paso a través del cuerpo. Los ejercicios de relajación progresiva se deben hacer suavemente, con mínima contracción en los músculos que son la fuente de la molestia.

Debes estar consciente de la cantidad de tensión generada conforme contraes los músculos y recuerda que los músculos que no se han ejercitado pueden tener calambres cuando comienzas a practicar esta técnica. Este tipo de ejercicios es una buena forma de familiarizarte con tu cuerpo ya que tendemos a olvidarnos de todos los músculos que necesitamos para el movimiento normal. El último paso es tensar y relajar todos los músculos a la vez. Siempre termina una sesión con respiraciones purificantes profundas, que incrementarán el nivel de relajación.

Las técnicas de relajación están libres de efectos colaterales; sólo ten cuidado de no ponerte de pie demasiado rápido o de marearte con riesgo de caer. Estos ejercicios incluyen un gasto mínimo o nulo, pero debes hacer el esfuerzo para obtener el beneficio.

AUTOCONCIENCIA DEL CUERPO

Estas técnicas aumentan la autoconciencia de los movimientos que aumentan el dolor y la inestabilidad. A través de la mejoría en el movimiento, el dolor disminuye.

Técnica Alexander

F. Mathias Alexander fue un actor australiano cuya voz se enronquecía crónicamente cada vez que subía al escenario. Terapias médicas ineficientes lo frustraron y se embarcó en su propia búsqueda de ayuda. Alexander descubrió que el mal uso de la actividad neuromuscular de su cabeza, cuello y espina ocasionaban su disfunción vocal. Corrigió esos problemas al reconocer las tensiones y el uso ineficaz de su cuerpo y finalmente enseñó sus técnicas a otras personas.

En esencia, la técnica Alexander es un curso de reeducación del movimiento mente-cuerpo que agudiza la autoconciencia del movimiento corporal y la postura. Esta serie de lecciones demuestra formas eficaces de usar articulaciones y músculos adoloridos de manera que el movimiento tome menos esfuerzo.

La técnica Alexander se enseña mediante clases particulares en las que el maestro ofrece retroalimentación inmediata sobre las formas dañinas de sostener y mover tu cuerpo. Un maestro certificado en la técnica Alexander es un profesional preparado que ha completado 160 horas de entrenamiento en un periodo de tres años. A través del uso del tacto y las palabras, el maestro te entrena para mejorar tu forma de estar de pie, sentarte, caminar, doblarte, estirarte para alcanzar algo, cargar o acostarte. Aprender cómo lograr equilibrio con tu propio cuerpo va de la mano con una perspectiva positiva global. Una tanda de terapia dura como 30 lecciones privadas, completadas en 15 semanas.

Método Feldenkrais

Moshe Feldenkrais, ingeniero y experto en artes marciales, desarrolló una conciencia del movimiento como método para sobreponerse de una lesión en la rodilla. Este método incluye educarse sobre los movimientos y estiramientos que te hacen más consciente de tu postura cuando te doblas, te sientas, te pones de pie o caminas. El método vuelve a entrenar tus músculos para evitar posiciones que causan dolor. Las lecciones en grupo pasan por series de pequeños movimientos para aumentar el rango de movimiento y flexibilidad. Las sesiones individuales incluyen moverse a través de varios rangos de ejercicios que permiten mayor conciencia de la flexibilidad del cuerpo. Una serie de lecciones comúnmente incluye dos sesiones por semana durante seis semanas.

TERAPIA DE IMANES

Muchas personas, incluyendo algunos de mis pacientes y algunos deportistas muy conocidos, reportan un notable alivio del dolor, a veces con el primer uso de la terapia de imanes. Se dice que los magnetos disminuyen el dolor de músculos y articulaciones, incluyendo el dolor de espalda. Vienen en todas las formas y tamaños y se usan sobre el área adolorida. Los imanes se colocan en los zapatos, se usan como collares o se colocan en la cama como láminas.

Sin embargo, todavía no entendemos cómo los imanes son benéficos. Lo que sí sabemos es que los imanes estáticos no producen ninguna corriente eléctrica a menos de que se les pase por un rollo de cable. En consecuencia, no se esperaría que un imán fijo en la piel generara ninguna corriente. El mecanismo que puede tener relación en esto es la microcirculación de los vasos sanguíneos de la piel; esto puede generar el movimiento que resulta en una corriente eléctrica.

Se han sugerido numerosos mecanismos para explicar por qué los imanes funcionan, entre los que se encuentran:

- Mejoría de la circulación sanguínea y linfática.
- Interferencia con fibras nerviosas superficiales del dolor.
- Estimulación de puntos de acupuntura.
- Aumento en la producción de endorfinas, los analgésicos naturales del cuerpo.

Hasta la fecha, no existe investigación científica que halla *demostrado* ninguno de estos mecanismos y algunos estudios muestran resultados mezclados. Sin embargo, se están llevando a cabo estudios adicionales.

Los efectos colaterales posibles asociados con el uso de un imán a largo plazo no se han determinado, pero si éstos son efectivos al producir corrientes eléctricas locales, pueden ser tóxicos si se dejan en un lugar por periodos prolongados. Por ejemplo, si los imanes aumentan el flujo sanguíneo no deben usarse con lesiones agudas, ya que un incremento del flujo sanguíneo aumentará la hinchazón. Si tienes un marcapasos, no uses imanes, pueden causar latidos irregulares.

Los imanes estáticos probablemente tienen la mejor oportunidad de funcionar en anormalidades y disminuir el dolor en la superficie del cuerpo, como el espasmo muscular superficial. Entre más profunda sea la anormalidad, menos potencia magnética será necesaria. Actualmente, los imanes parecen tener poca toxicidad, así que se asume que son seguros. Yo recomiendo usar sólo imanes que están marcados con su potencia y su fabricante. Si tu dolor no mejora después de unas cuantas semanas aproximadamente, prueba otro remedio.

Sólo uno de mis pacientes me habló de resultados positivos con terapia de imanes. Melanie, de 52 años, desarrolló ciática en la pierna derecha a causa de un disco herniado y como no respondía a la terapia médica, se sometió a discectomía. Su dolor de piernas mejoró, pero el dolor de espalda baja y la rigidez regresaron cuatro meses después de la cirugía y su dolor de muslos regresó. Melanie mejoró con terapia de medicamentos antiinflamatorios no esteroides y un relajante muscular y tuvo fisioterapia para ejercicios de rango de movimiento. En dos meses su dolor había disminuido y su movilidad aumentado y, sin embargo, en un principio se mostró renuente a decirme por qué estaba mejor. Finalmente, Melanie me dijo que creía que sus imanes lo habían logrado. Un amigo le había hablado de éstos y consiguió un corsé con imanes. Al principio, no hubo respuesta, pero en unas cuantas semanas la espalda le dolía menos y era capaz de hacer sus ejercicios. No podía estar segura, pero pensaba que los imanes habían hecho la diferencia. Yo no estaba listo para disentir y, como no había prueba de toxicidad, le dije que siguiera con sus imanes. Aunque su dolor de espalda había mejorado, los siguió usando.

Mi paciente magnética puede haber visto beneficios de la terapia porque la fuente de su dolor estaba localizada en las capas superficiales de la espalda. Puede ser que las fuerzas magnéticas generadas por imanes fijos no alcancen estructuras más profundas. Estas anormalidades (osteoartritis de la espina lumbar) pueden ser más resistentes a la terapia de imanes.

HOMEOPATÍA

Los remedios homeopáticos, desarrollados a finales del siglo dieciocho por Samuel Christian Hahnemann, un médico alemán, están entre las terapias complementarias que se prescriben con mayor frecuencia. Un principio de la homeopatía es "lo similar cura lo similar", esto significa que un patrón de enfermedades particular se puede curar con un medicamento que produce el mismo patrón de enfermedades en una persona sana. Otro principio es que cantidades muy pequeñas de este medicamento tienen un valor terapéutico. Entre menor sea la cantidad administrada, mayor será la respuesta del cuerpo. Algunos medicamentos homeopáticos se deben diluir hasta el grado de que no quede ni una sola molécula del medicamento original. En general, se cree que los remedios homeopáticos estimulan la habilidad del cuerpo para curarse por sí mismo.

Los remedios homeopáticos pueden ser tabletas, líquidos o cremas disponibles tanto en tiendas de alimentos naturistas como en farmacias. Estas preparaciones contienen tan poco medicamento que la mayoría de las personas las pueden tomar de forma segura. Tienes poco que perder cuando pruebas un remedio homeopático si otras terapias no han mejorado tu enfermedad de la espalda, pero dile a tu médico sobre estos remedios. Este consejo es especialmente importante si tu homeópata te recomienda dejar de tomar otros medicamentos. Esto podría afectar negativamente tu condición médica general y recuerda que algunos medicamentos *no* se deben suspender abruptamente.

SUPLEMENTOS NUTRICIONALES

Una cantidad avasalladora de suplementos sin prescripción abarrotan los estantes de las tiendas de alimentos naturistas y las farmacias. Muchos están hechos de plantas y hierbas que eran remedios antes de que las compañías farmacéuticas pudieran crear el conjunto moderno de medicamentos. La aspirina es un ejemplo de un remedio perdurable basado en una planta, está hecha a partir de corteza de sauce, que se sabía que disminuía la fiebre, el dolor de cabeza y el dolor muscular. Ha servido como una terapia basada en una planta mucho antes de que su químico activo, la salicina, fuera identificado por los farmacólogos alemanes.

Los medicamentos fabricados se producen bajo supervisión de agencias gubernamentales y están sujetos a pruebas de control de calidad para que estés seguro de su pureza y de la dosis adecuada. Los suplementos alimenticios no están regulados por la *Food and Drug Administration* (Dirección de Alimentos y Medicinas) y un artículo del *Washington Post* reportó que una investigación realizada en California en 1998 descubrió que alrededor de un tercio de las hierbas asiáticas contenía plomo, arsénico o mercurio o estaban adulteradas con sustancias no enlistadas en la etiqueta. Además, sin regulación, no sabemos qué parte de la planta tiene el ingrediente activo, cuándo fue cosechada ni las condiciones en las que fue almacenada, factores que afectan su potencia. Estos asuntos tienen un efecto directo en la utilidad de los suplementos que compras.

Es importante entender que no todas las terapias "naturales" de plantas favorecen la salud, algunas son mortales. En libros donde se enlistan venenos, las plantas conforman un número significativo de agentes que pueden detener el corazón, causar presión baja, desencadenar convulsiones o terminar en coma. Nunca asumas que "natural" es sinónimo de "seguro" o de "efectivo". Quédate con remedios de plantas que han sido sujetas a investigación y pruebas.

Algunos suplementos alimenticios ofrecen terapias complementarias para intervenciones convencionales para dolor de espalda baja crónico y agudo. Siempre le pido a mis pacientes que me digan si están tomando suplementos, porque se pueden presentar toxicidades a pesar de lo que se señala en la etiqueta o la botella. No empieces a adivinar la posible causa de un nuevo síntoma cuando podría estar relacionado con un suplemento nutricional. Observa tus respuestas para medir cómo lo estás haciendo. ¿El dolor ha disminuido? ¿Eres más funcional? Si las respuestas son sí, entonces aumenta tus ejercicios y trata de usar menos cantidad de suplementos con el tiempo. Si la respuesta es no, entonces deja de usar suplementos y prueba algo más.

El número de suplementos herbales y sus fabricantes sigue creciendo, lo que hace que la elección de un solo producto sea difícil. A continuación hay algunos lineamientos que pueden ser útiles:

- Elige un solo suplemento en vez de un producto combinado; los agentes solos se han estudiado, pero los efectos de los productos combinados son más difíciles de determinar.

• Elige extractos en lugar de preparaciones en polvo.

• Busca la etiqueta de la Dirección de Alimentos y Medicinas (FDA, por sus siglas en inglés) en donde se describe el nombre y cantidad del suplemento en el contenedor.

• Elige productos hechos por fabricantes que tienen experiencia en la producción de medicamentos que se venden sin receta médica.

• Evita productos que describen curas milagrosas.

• Siempre toma el suplemento como se describe en la etiqueta del producto; si la recomendación de dosis no está o es vaga, no lo tomes.

Garra del diablo (*Harpagophytum procumbens*)

El harpagofito, ingrediente activo de la garra del diablo, proviene de la raíz de la planta. La planta es un estimulante del apetito y un analgésico suave; en Alemania se llevaron a cabo estudios usando este remedio herbal para el dolor de espalda baja. En un estudio, 118 pacientes con dolor de espalda baja fueron tratados con 50 mg al día de extracto de *harpagophytum.* Un mayor número de pacientes que tomaban el extracto activo estuvieron libres de dolor en comparación con el grupo placebo. Los efectos colaterales incluyeron síntomas gastrointestinales y se sabe que el suplemento aumenta la secreción de ácido del estómago. No lo tomes si tienes tendencia a desarrollar úlceras.

Jengibre (*Zingiber officinale*)

El jengibre es una de las hierbas usadas en la medicina ayurvédica, sistema médico tradicional y filosofía de la India. Esta especia tiene propiedades que inhiben la producción de prostaglandina. Al disminuir la prostaglandina, el jengibre tiene potencial como antiinflamatorio efectivo y sustancia analgésica. Hay estudios de osteoartritis y dolor muscular que han demostrado que los suplementos de jengibre son efectivos para disminuir el dolor. La terapia no tiene efectos colaterales y siguió siendo efectiva hasta por 30 meses. El jengibre y otras hierbas ayurvédicas (tumérico, frankincense, ashwagandha) tardan un mes o más en surtir efecto. Sin embargo, una vez establecido, el efecto benéfico puede durar por un periodo prolongado medido entre meses o años, sin aumentar la dosis.

Si tomas jengibre o cualquiera de esas hierbas gradualmente, asegúrate de decírselo a tu médico, porque estas hierbas en dosis altas pueden interactuar con medicamentos de prescripción. Por ejemplo, el jengibre puede aumentar el efecto de medicamentos para la presión sanguínea y el adelgazamiento de la sangre, causando en consecuencia presión baja y sangrado.

Glucosamina y condroitín

Estos dos suplementos se promocionan como tratamientos para la osteoartritis. El sulfato de glucosamina, un aminoazúcar, que es un componente de cartílagos, ha estado disponible bajo prescripción en Europa por años. La glucosamina viene de la chitina, una sustancia que se extrae de los caparazones de cangrejos, langostas y camarones. La alergia común a los mariscos se relaciona con las proteínas del pescado, no con los caparazones, así que no debes ser alérgico a la glucosamina si eres sensible al cangrejo o al camarón. Dicho esto, pocos de mis pacientes han descrito sensibilidad a la glucosamina similar a la que experimentan con los mariscos.

Un estudio belga presentado en la junta del *American College of Rheumatology* (Colegio Americano de Reumatología) de 1999 describió que una dosis de glucosamina de 1 500 mg diarios es valiosa para mantener el cartílago de las rodillas en un periodo de tres años cuando se compara con un placebo. Sin embargo, han surgido problemas con los resultados de los rayos X, a pesar de que este estudio se ha ofrecido como información positiva sobre el beneficio de la glucosamina para las articulaciones de las rodillas. No se sacó ninguna conclusión en este estudio sobre el efecto de la glucosamina en la espina lumbar. El cartílago en la rodilla es diferente al de la espina lumbar, las placas terminales y los discos, y la glucosamina puede no ayudar a la enfermedad de los discos. Este punto me lo aclaró uno de mis pacientes con dolor de espalda baja y rodillas.

Beth, de 70 años, padecía osteoartritis de las rodillas y espina lumbar y había experimentado síntomas por varios años. Yo la había tratado con Vioxx, que aliviaba los síntomas de dolor en sus rodillas y espalda. Antes de verme, Beth había estado tomando sulfato de glucosamina por algunos meses. Su dolor de rodillas mejoró, pero su dolor de espalda no. Otros pacientes han reportado resultados similares.

No creo que la glucosamina tenga un efecto benéfico en el dolor de espalda, pero los beneficios potenciales para otras articulaciones se están estudiando actualmente. Además, no tenemos estudios que reportan beneficios de seguridad de la glucosamina por un marco mayor a los tres años.

El sulfato de condroitín es una molécula más grande que la glucosamina y puede que no se absorba fácilmente a través del intestino y, en consecuencia, tal vez no alcance el cartílago en las articulaciones. La traquea del ganado sirve como fuente de condroitín usada en suplementos, porque cuando se sacaba del cartílago de tiburones podía estar contaminada con metales pesados como el mercurio.

El condroitín se toma en una dosis de 400 mg dos veces al día, pero puede que no veas la mejoría por dos meses. Los estudios sobre el condroitín son más escasos que los de la glucosamina y cualquier beneficio adicional del condroitín necesita ser determinado.

El condroitín tiene semejanza química con la heparina, un adelgazante de la sangre, de modo que demasiados suplementos pueden causar sangrado. Si te hieres fácilmente o notas sangrado excesivo al lavarte los dientes, consulta a tu médico.

S-adenosilmetionina

Disponible en Europa desde la década de los setenta, la SAMe, (por sus siglas en inglés) se ha usado para tratar tanto la artritis como la depresión. Es un bioquímico formado en el cuerpo a partir del aminoácido esencial conocido como ácido metionino (que se encuentra en las proteínas) y la adenosina trifosfata, una fuente importante de energía en el cuerpo. La interacción de los dos ayuda a formar cartílago.

Hay estudios que han reportado mejoría en depresión y artritis. Parece que la SAMe disminuye el dolor en la osteoartritis de las manos y puede aumentar el cartílago en la articulación de los dedos. En un estudio de 36 pacientes con osteoartritis de la rodilla, cadera o espina, 1 200 mg de SAMe al día o 1 200 mg de ibuprofeno al día, tomados por cuatro semanas, fueron igualmente efectivos para disminuir el dolor y ambos tuvieron efectos colaterales similares.

Todavía no tenemos buena información sobre el papel de los SAMe en el tratamiento del dolor agudo de espalda baja o los beneficios y toxicidades a largo plazo de la SAMe. La desventaja de la terapia SAMe es que es un suplemento nutricional sin supervisión de la Dirección de Alimentos y Medicinas (FDA, por sus siglas en inglés). Además, un producto fallido de SAMe es la homocisteína, asociada con riesgos para la salud cardiaca.

MSM: metilsulfonilmetano

El MSM es un derivado del sulfóxido dimetil (DMSO), el químico usado para proteger los tejidos humanos cuando están congelados. También se usa en su forma médica para tratar una enfermedad de la vejiga, la cistitis intersticial. El DMSO es un solvente que pasa moléculas a través de membranas como la piel y se ha reportado que causa un velo en los ojos de animales de laboratorio a quienes se les da el complejo por periodos prolongados. También deja un mal sabor de boca y despide un olor a ajo.

El MSM no tiene ninguna de las malas características del DMSO, incluyendo el olor a ajo. El MSM no requiere prescripción como el DMSO, ya que es un suplemento alimenticio. A la fecha, no se han hecho estudios específicos para el MSM en relación con el dolor de espalda baja. El MSM puede tardar un mes en funcionar y parece que no es particularmente útil para el dolor agudo de la espalda baja. Por otro lado, el MSM puede ser benéfico como terapia complementaria para personas con dolor crónico de la espalda baja. El MSM viene como una cápsula de 500 mg. La dosis máxima recomendada al día se debe encontrar en el contenedor de las pastillas. Los efectos colaterales asociados con una dosis mayor incluyen artritis y calambres. Si no se ve ningún efecto al final del segundo mes de tomar MSM, deja de usarlo.

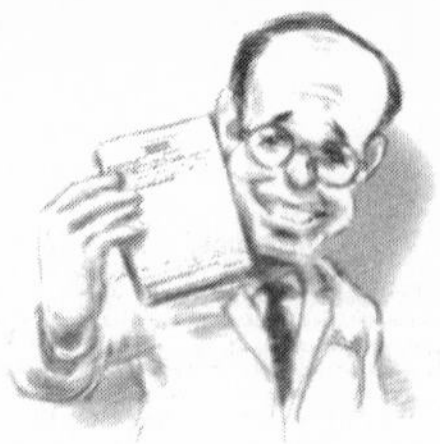

RESUMEN DE PRESCRIPCIÓN DEL DOCTOR BORENSTEIN

- La terapia complementaria no debe reemplazar a la terapia convencional.
- Dile a tu médico sobre cualquier terapia complementaria, porque puede entrar en conflicto o tener un efecto adverso en el tratamiento convencional.
- Las terapias manuales como la manipulación quiropráctica o el masaje a veces pueden ayudar a disminuir el dolor muscular.
- Las terapias mente-cuerpo pueden ayudar a disminuir el estrés a través de la relajación.
- Actualmente la acupuntura es más aceptada por la medicina convencional como una forma de ofrecer alivio adicional del dolor.

10
Qué debemos saber antes de pensar en la cirugía

La cirugía espinal siempre es un trauma para tu espalda. Incluso las cirugías poco invasoras dañan tu piel, músculos, vasos sanguíneos y discos, así que la curación toma tiempo. Además, una cirugía significa que ya no tienes todas las piezas de tu espina con las que naciste, una situación que pone presión adicional en las partes que quedan. Las alteraciones en la anatomía espinal a partir de una cirugía pueden ser mínimas o pueden modificar significativamente la función de tu espina. Y los resultados de la intervención quirúrgica no terminan cuando te llevan en silla de ruedas a la sala de recuperación. Por el resto de tu vida, se pueden descubrir los efectos de la cirugía.

Estados Unidos tiene el número más alto de cirugías espinales per cápita en el mundo. Países europeos como Suecia tienen menos. A los cirujanos suecos se les paga un sueldo independiente del número de cirugías que realizan, mientras que en Estados Unidos muchos cirujanos espinales ganan por cada operación. Este sistema de paga anima a los cirujanos a considerar soluciones operativas en un punto temprano del curso de la recuperación. Algunas regiones de Estados Unidos tienen tasas más altas de cirugía de espalda que otras. La propensión que existe hacia la cirugía se puede relacionar con la experiencia de programas de entrenamiento quirúrgico locales inclinados hacia la intervención quirúrgica temprana. Sin embargo, una disminución en las aprobaciones de preautorización del seguro y la disminución de niveles de reembolso están revirtiendo esta tendencia.

COMPRENDIENDO LOS RIESGOS

Cada año cientos de miles de hombres y mujeres se someten a cirugía de la espina lumbar a causa de dolor de piernas y de espalda. La gran mayoría de estas cirugías es apropiada y para la mayor parte de las personas el resultado de la cirugía es excelente, pero desafortunadamente, no podemos decir que la cirugía tiene éxito 100% de las veces.

Un porcentaje pequeño pero significativo de los pacientes de cirugía espinal tienen resultados menos que ideales, entre los que se encuentran:

- Operación equivocada para el desorden espinal.
- Sitio quirúrgico equivocado.
- Corrección quirúrgica inadecuada.
- Cirujano sin experiencia.
- Complicaciones postoperatorias.
- Muerte por anestesia.

La mayoría de las personas no piensan en estas cosas cuando eligen la cirugía, aunque tiene algo de miedo. Los cirujanos están obligados a obtener tu "consentimiento informado" antes de operar y, entonces, deben describir los beneficios y riesgos de cada procedimiento. Sin embargo, la mayoría de las personas se enfocan en el alivio de su dolor y la tendencia humana es a pensar que los hechos negativos le suceden a otras personas. Piénsalo dos veces.

Cuando la cirugía es la elección equivocada

Los días de la cirugía exploratoria de la espalda se han terminado. Ahora que contamos con nuevas técnicas radiográficas, casi toda la anatomía de la espalda se puede visualizar sin invadir el cuerpo. Una decisión de someterse a cirugía nunca debe surgir de una sensación de desesperación. Considera primero todos los hechos. Por ejemplo, si tu hernia en un disco está en el lado opuesto de tu dolor de pierna, entonces no es la causa de tu ciática. Quitar ese disco no ayudará a tu dolor. Recuerda nuestro lineamiento: la cirugía de los discos de la espina lumbar se hace para aliviar el dolor de piernas, no para aliviar el dolor de espalda.

La cirugía es cuestionable cuando el dolor y la debilidad han estado presentes por meses o años. Una pérdida de función por años no es un indicador para cirugía, porque una operación no conduce a una mejoría en la función. Un proyecto de investigación sobre cirugía tomó un grupo de pacientes con déficit neurológicos estables y operó a la mitad. Después de tres años, el daño nervioso era similar tanto en el grupo que tuvo cirugía como en el que no la tuvo. En una situación estable, la cirugía se lleva a cabo para lograr alivio del dolor, no para mejorar la función.

No te operes sólo porque te lesionaste en el trabajo y otros empleados han tenido un procedimiento similar. Lo que funcionó para otras personas puede no aplicarse en tu situación y una operación tal vez retrase seriamente tu regreso al trabajo. Además, debes estar seguro de que el procedimiento es por tus mejores intereses, no los de tu patrón o tu médico.

¿La cirugía es adecuada para ti?

La cirugía se indica sólo si los descubrimientos clínicos de dolor de piernas están relacionados con descubrimientos físicos y anormalidades radiográficas. La causa específica de la ciática se debe identificar y se deben eliminar posibles desórdenes sistémicos como causas potenciales de tu dolor de espalda. Además, los descubrimientos de una RMI o una TC deben identificar el nivel anatómico correcto de la hernia del disco. Finalmente, debes entender el procedimiento y creer que los beneficios pesan más que los riesgos. Si todos estos factores coinciden, la cirugía tiene una excelente probabilidad de tener éxito.

Una vez que hayas tomado la decisión de someterte a cirugía, debes elegir el mejor procedimiento para alcanzar los mejores resultados con el menor riesgo de un error o complicaciones.

En estos días, varias tecnologías nuevas como laparoscopios y láseres se usan para procedimientos espinales. Aunque estas tecnologías son asombrosas, también son nuevas y la experiencia acumulada obviamente es más limitada cuando se compara con las técnicas de cirugía espinal más utilizadas y seguras. Si consideras probar una nueva técnica, asegúrate de que tu cirujano haya tenido entrenamiento y experiencia amplios. Además, debes saber si el procedimiento es experimental o si de hecho es una vieja tecnología usada en una forma novedosa. Por supuesto, averigua por qué la nueva técnica es mejor para tu situación particular que procedimientos antiguos, probados con tiempo.

El escolar bíblico

El padre Mark, un sacerdote y erudito bíblico de 56 años, tenía dificultad para completar un libro que estaba escribiendo. Al principio tenía dificultad para usar los brazos al estar sentado frente a su computadora incluso, levantarlos al nivel de la cintura le causaba un dolor severo. Naturalmente, estaba preocupado porque ya no era capaz de escribir en computadora. Su primer diagnóstico fue codos bilaterales de tenis y coderas y ejercicios de estiramiento para brazos, esto le permitió regresar a su computadora para terminar el primer volumen de su libro.

El problema con su espalda comenzó cuando empezó a escribir el segundo volumen, el cual lo puso frente a la computadora por periodos más largos. Finalmente, se dio cuenta de un aumento en el dolor de espalda y de piernas que, al principio, estaba sólo en un lado de su espalda. Estar de pie mejoraba su dolor, pero su trabajo exigía más tiempo en la computadora, lo cual aumentó el dolor y progresivamente incluyó sus nalgas, pantorrillas y pies. Finalmente, escribía menos y pasaba más tiempo de pie. Los medicamentos antiinflamatorios no esteroides le ayudaban a disminuir el dolor, pero su tracto gastrointestinal no toleraba esos medicamentos.

Una RMI reveló un disco herniado comprimiendo el nervio ciático, lo cual resultaba en dolor de espalda y de piernas. Las inyecciones corticosteroides epidurales fueron útiles pero no curativas, así que después de mucha reflexión interna, Mark decidió someterse a discectomía (extracción parcial de un disco herniado) y a foraminotomía (ensanchamiento de la salida para el nervio espinal). La operación fue un éxito y tuvo un alivio casi inmediato de su dolor de piernas. El dolor de espaldas postoperatorio duró alrededor de cuatro semanas y después de seis semanas Mark estuvo de vuelta en su computadora.

Nuestro erudito bíblico tuvo un buen resultado de su cirugía y siguió sin dolor, así que para él fue la decisión correcta.

Tomando la decisión

Con esta información de antecedentes en la mente, puedes empezar a medir los riesgos y beneficios de la cirugía espinal para determinar si estás entre el estimado de 2 a 5% de las personas con dolor de espalda y de piernas que necesita cirugía. Bajo algunas circunstancias, la cirugía puede ayudar a quienes padecen ciática a sentirse mejor más rápido que sólo con las medicinas. Por ejemplo, pacientes con terapia no operatoria para discos herniados tienen los mismos resultados a largo plazo (en un periodo de diez años) que quienes se sometieron a cirugía, pero el grupo de la cirugía tiene un alivio más rápido de los síntomas.

Puedes ser candidato a cirugía espinal si tienes:

- Incontinencia de la vejiga o los intestinos (síndrome CEC, por sus siglas en inglés).
- Debilidad muscular progresiva con caída de un pie o eres incapaz de caminar sobre los talones o levantar las puntas de los pies. Tu debilidad se puede revertir espontáneamente, pero entre más tiempo permanezca, menos probable es que la fuerza regrese.
- Ciática severa, resistente.
- Ciática recurrente que incapacita, puedes tener un ataque de ciática que se alivia por completo, aunque poco después, regresa el dolor hacia abajo de la pierna y se vuelve cada vez más severo; si la frecuencia e intensidad de los ataques interfiere con tu habilidad para trabajar o disfrutar actividades típicas de la vida diaria, la cirugía es una elección que vale la pena. En general, la cirugía se indica cuando experimentas la tercera recurrencia de la ciática.

DISCECTOMÍA

La discectomía abierta es el estándar dorado de la cirugía espinal e inicialmente puede traer resultados desde buenos hasta excelentes en 95% de los pacientes, siempre y cuando sean candidatos apropiados para el procedimiento. Se presentan complicaciones menores en 4.7% de los casos y la tasa de mortalidad es de 0.03%.

Esta técnica requiere una incisión de 7.5 centímetros en la espalda para exponer el área de la hernia del disco y la compresión nerviosa y requiere anestesia espinal o general. Sólo se quita la parte del disco que está saliendo y comprimiendo el nervio. El residuo del disco se deja en su lugar para continuar su trabajo como absorbedor de impactos. Se puede extirpar hueso extra (laminectomía) si el nervio está constreñido en el canal espinal.

Microdiscectomía

La microdiscectomía incluye una incisión de 2.5 centímetros, un microscopio quirúrgico de alta resolución e iluminación intensa. Las ventajas son mejoría de la visualización de la anatomía, menos sangrado y menos trauma a los músculos en la espina. La tasa de éxito para la microdicectomía para aliviar el dolor de piernas es de 90%. La técnica ofrece un tiempo de recuperación más breve, una salida más rápida del hospital y, generalmente, un regreso más rápido al trabajo.

Sin embargo, esta técnica no deja de tener aspectos preocupantes. La recurrencia de la hernia de discos y el rasgado del recubrimiento del canal espinal (dura) se dan más frecuentemente con la microdiscectomía. Si la dura se rasga, el fluido espinal se chorrea.

Esto puede causar dolores de cabeza. Además, con una incisión más pequeña, es más probable que el cirujano no vea piezas del disco o algo de compresión nerviosa que se ha movido de su ubicación original de la hernia. Por esta razón, a menudo es necesaria una segunda operación. Asegúrate de que tu cirujano tenga amplia experiencia con la discectomía y esté convencido de que te va a ayudar.

Discectomía percutánea

La discectomía percutánea se llama la cirugía curita. Está basada en la premisa de que la descompresión de la raíz del nervio se puede lograr indirectamente al entrar en la parte central del disco y disminuir su volumen, lo cual resulta en la retracción de la hernia del disco.

Alternativamente, si la hernia del disco está en una posición expuesta, no cubierta por hueso vertebral, una sonda colocada a través de la piel durante una visualización con rayos X la puede quitar. Una incisión pequeña (de un centímetro) permite la entrada de la sonda quirúrgica y lo único que necesitas durante el procedimiento es estar sedado y recibir anestesia local. Una vez que el procedimiento se completa, un curita cubre la herida, de ahí su nombre.

La discectomía de succión cutánea quita el material central de disco con un aspa que rota y las piezas del disco son absorbidas a través de la sonda. Algunos han reportado una tasa de éxito tan alta como 85%, pero otros permanecen escépticos. Los procedimientos percutáneos se han puesto a prueba por descubrimientos basados en estudios de RMI que no revelaron ningún cambio significativo en la aparición de discos herniados postoperatorios en el área de la extracción.

La discectomía láser percutánea usa un láser al final de la sonda para vaporizar la parte central del disco. La energía se convierte en calor en los tejidos del disco, lo cual resulta en una disminución del volumen de gel en el disco. El procedimiento, que requiere sólo anestesia local, ha reportado mejoría en aproximadamente 75% de los pacientes. La principal preocupación es lograr la cantidad apropiada de energía láser. Demasiada energía puede dañar los tejidos circundantes como el nervio, placas terminales de las vértebras o articulaciones de la faceta. Este daño puede ser la causa de un dolor crónico de espalda baja por una fuente diferente.

FUSIÓN ESPINAL

Sería maravilloso si necesitáramos sólo Resistol para lograr que los huesos se quedaran juntos. Desafortunadamente, una fusión lumbar es más complicada. La superficie del hueso que se va a fusionar está endurecida así que se inicia una respuesta de reparación. Luego, el cirujano coloca una nueva pieza de tu propio hueso, que se toma del hueso de la pelvis para que se fusione con el hueso endurecido. Alternativamente, se usa aloinjerto, que es hueso tomado de quienes han donado su cuerpo a la ciencia médica.

Los bancos de huesos analizan cuidadosamente a los donadores de hueso para detectar enfermedades infecciosas, incluyendo sida y hepatitis. Usar aloinjerto significa que no se necesita una segunda incisión en tu cuerpo para tener suficiente hueso para una fusión. Algunas veces, el sitio donador para la fusión duele más que el sitio de la cirugía lumbar.

La idea básica que está detrás de una fusión es que tus propias células reemplazarán el hueso injertado en un periodo de seis a 12 meses, durante el cual estarás con una faja espinal mientras la fusión "se da". La fusión viviente se volverá sólida, ofreciendo estabilidad a ese segmento de la espina. Algunas veces la fusión puede aumentar con material metálico (ver a continuación) para estabilidad adicional.

La cirugía de fusión es complicada y no siempre funciona. La unión fallida (en donde no se dio la función) puede ser una fuente de dolor, independientemente de la causa original de la operación.

La investigación ortopédica actual está buscando nuevas formas de fusionar los huesos. Algunas proteínas óseas, cuando se rocían en áreas preparadas para fusión, son capaces de obtener una producción significativa de hueso sin necesidad de hueso del sitio del donador. Cuando están disponibles, la tasa de éxito de la fusión se incrementa.

Hay estudios que han demostrado que la salud global de alguien (no la edad) es el factor esencial para decidir quién es candidato para una cirugía de estenosis espinal. Así que, si estás en un buen estado general de salud, tu edad no debe ser un impedimento para disfrutar de una mejor calidad de vida a través de la cirugía.

INSTRUMENTACIÓN ESPINAL: LA FERRETERÍA

El área de exhibición de las juntas actuales de cirugía espinal se ve como la ferretería de tu vecindario: uno puede vagar por ahí y examinar una vasta gama de taladros, martillos, tornillos, placas y varillas. Estos elementos se pueden colocar en la espina con la intención de disminuir el dolor, mejorar la función y limitar la inestabilidad. La instrumentación espinal es particularmente importante en personas que han sufrido trauma significativo en la espina. Las varillas espinales pueden estabilizar fracturas inmediatamente y las piezas de metal pueden enderezar curvas escolióticas. De vez en cuando, el hueso injertado para fusión se estabiliza al añadir varillas para disminuir el movimiento. Tornillos pedículos y jaulas, que son espaciadores entre discos, están entre el nuevo material usado para mejorar las enfermedades espinales. Actualmente, las pruebas experimentales tratan de crear un disco artificial.

Si estás considerando una cirugía ahora, necesitas saber que tu cirujano está familiarizado con la instrumentación usada en tu operación y que los implementos han sido diseñados específicamente para este problema y tienen un registro de confiabilidad. Antes de que la instrumentación se coloque en un inicio, tú y tu cirujano necesitan discutir la necesidad potencial de quitarlo. Puedes asumir que tener partes de metal en el cuerpo puede causar dolor, pero ése no es el caso. Una vez que estás curado, el metal no causa dolor y puedes funcionar normalmente. Los investigadores en medicina siempre están desarrollando nuevas técnicas e instrumentación para mejorar el cuidado de la columna. Asegúrate de saber el objetivo del procedimiento y de la instrumentación, porque siempre es más fácil dejarlo afuera que recuperarlo después.

El hombre de cinco niveles

Juan, de 60 años, me pidió consejo sobre el deterioro de su espalda. Su RA había estado controlada por más de una década y la enfermedad no había limitado sus actividades. De hecho, Juan seguía corriendo con regularidad, jugaba tenis tres veces por semana y, en vacaciones, practicaba la caminata. Sin embargo, aunque su RA estaba bien, su espalda no y había desarrollado aumento en el dolor del muslo izquierdo y adormecimiento. Los medicamentos antiinflamatorios no esteroides, analgésicos narcóticos e inyecciones epidurales habían disminuido su dolor, pero no lo habían aliviado por completo. Naturalmente, estaba frustrado porque era incapaz de hacer cualquier ejercicio recreativo.

Su evaluación con rayos X reveló múltiples niveles de degeneración de los discos de L-1 a L-2 y de L-4 a L-5. Un cirujano ortopédico evaluó a Juan sobre su dolor de espalda y movimiento limitado severo. Después de extensas discusiones, se completó una laminectomía de cinco niveles con fusión, con colocación de varillas también en cinco niveles. Una infección postoperatoria se trató con antibióticos. Después de tres meses estaba caminando 6.5 kilómetros diarios y estaba listo para comenzar a correr en una caminadora. Juan no lamenta su decisión de someterse a cirugía. Además, su RA ha permanecido bajo control y su régimen de artritis no ha obstaculizado la recuperación de su operación de fusión.

CIRUGÍA DE EMERGENCIA

El síndrome de compresión de cauda equina (CCE) es un problema poco frecuente, pero es un problema que necesita cirugía espinal inmediata. El CCE causa incontinencia de la vejiga y los intestinos, pérdida de la sensación entre las piernas (anestesia de la silla de montar) y ciática bilateral. Esto sucede cuando un disco grande herniado comprime raíces nerviosas al final del canal espinal, la cauda equina. El CCE también puede ser resultado de una infección en el área epidural o sangrado por medicamentos que adelgazan la sangre. La presión en los nervios causa pérdida de funciones neurológicas, como la habilidad de controlar la vejiga y los intestinos. El control no regresará a menos de que se quite presión del nervio. En consecuencia, es esencial quitar la compresión lo más pronto posible.

Los pacientes de CCE deben recibir una evaluación RMI inmediata de la espina para identificar la causa y ubicación de la compresión. No les queda otra opción que proseguir con la cirugía para devolver la función neurológica. Los mejores resultados se obtienen si la cirugía se lleva a cabo en 48 horas. Sin embargo, la cirugía de descompresión se debe hacer aunque la compresión haya estado presente por días. Algunos estudios han demostrado el lento regreso de la función neurológica con cirugía de descompresión a pesar de periodos prolongados de CCE.

CIRUGÍA ESPINAL ANTERIOR

La mayoría de las cirugías de la espina lumbar se hacen desde la superficie de la espalda, a través de los músculos, hasta la parte posterior de la vértebra. Las operaciones que alivian la compresión de los nervios que están ejerciendo los discos o las articulaciones se pueden llevar a cabo desde un acercamiento posterior. A veces, se necesita un acercamiento anterior a través del abdomen para alcanzar la parte frontal de la espina. La fusión de la espina lumbar se puede llevar a cabo de esta manera. Un acercamiento anterior permite la colocación de hueso entre las vértebras para formar una fusión entre los cuerpos de éstas. Este acercamiento permite una mayor oportunidad de obtener un resultado exitoso y una mejoría en las mecánicas de la espina, pero se asocia con un número mayor de posibles complicaciones. Los intestinos se pueden irritar con el procedimiento y tal vez no funcionen normalmente por días. Pueden presentarse coágulos con mayor frecuencia asociados con este acercamiento. Deberías elegir un cirujano con experiencia con esta técnica si requieres esta forma de operación de fusión.

ELIGIENDO UN NEUROCIRUJANO O CIRUJANO ORTOPÉDICO

He tenido la suerte de trabajar con excelentes cirujanos espinales y tanto los ortopedistas como los neurocirujanos adquieren experiencia con estas operaciones. Los ortopedistas interesados en la cirugía espinal, por lo general, toman entrenamiento adicional para obtener mayor experiencia con procedimientos de la espina. Puede que los neurocirujanos no aprendan sobre instrumentación espinal o fusión, pero tienen experiencia en procedimientos que preservan la función de la médula espinal. Cualquiera de estos tipos de cirujanos experimentados pueden llevar a cabo las típicas operaciones de discectomía, laminectomía o descompresión. Si se necesita una fusión o instrumentación, un cirujano ortopédico debería ser parte del equipo de operación. Si quieres la mejor posibilidad de un buen resultado quirúrgico, entonces elige con cuidado a tu cirujano espinal. Esto suena lógico, pero el proceso puede no ser tan obvio. Como sabes, la cirugía está subespecializada en diferentes partes del cuerpo. Para adquirir experiencia, los cirujanos espinales tienen años extra de entrenamiento en las técnicas usadas para arreglar fracturas, enderezar curvas, quitar piezas y fusionarlas. A continuación hay algunas características de buenos cirujanos espinales:

- Certificados por alguna organización en una especialidad quirúrgica.
- Recomendados por tu médico general o internista.
- Recomendados por una persona de tu confianza que haya tenido una cirugía espinal.
- Capaces de comunicarse contigo sobre tu cirugía.
- Con amplia experiencia en el procedimiento que necesitas.

Haz preguntas. Necesitas confiar en tu cirujano y debes entender tu procedimiento:

- ¿Cómo (y por qué) mejorará mi enfermedad?
- ¿Cuánto me tomará recuperarme de mi cirugía?
- ¿Cuáles son las complicaciones quirúrgicas potenciales?
- ¿Mis demás enfermedades médicas afectan el éxito del procedimiento?

Puede que no te gusten las respuestas, pero tu cirujano debe responderlas antes de que te sometas a cirugía. Si el cirujano no quiere hablar contigo antes del procedimiento, no será más fácil después de la cirugía. Siempre considera una segunda opinión, incluso si te sientes satisfecho con el primer cirujano.

Si tu auto necesita compostura, pides dos presupuestos antes de proceder. Con toda seguridad, tu cuerpo vale dos "estimados". Si los dos médicos están de acuerdo en la necesidad de una cirugía y en el procedimiento operativo, te puedes sentir tranquilo. Si no están de acuerdo, por lo menos estarás informado sobre las diferencias de opinión. Si vas con un neurocirujano para pedir una primera opinión, prueba con un cirujano ortopédico para la segunda. Entonces puedes decidir qué procedimiento tiene más sentido en tu caso.

Evaluación preoperatoria

Una vez que decidas someterte a cirugía, una evaluación se completa para determinar tu estado de salud antes de la operación. Te harán análisis de sangre, incluyendo una prueba de factores de coagulación, un electrocardiograma y, dependiendo de tu edad o historial de fumador, puede ser necesaria una placa de rayos X del pecho. Entre más avanzada sea tu edad, a más pruebas deberás someterte. Estas evaluaciones identifican problemas potenciales que pueden presentarse durante o después de tu operación.

Enfermedades como diabetes, angina, presión alta, entre otras, influyen en la forma en que el anestesiólogo te tratará durante la cirugía y afectan también tu tratamiento postoperatorio. Por ejemplo, dejarás de tomar aspirina infantil para ayudar a prevenir enfermedades cardiovasculares y si tomas un medicamento antiinflamatorio no esteroides lo suspenderás de una a cuatro semanas antes de la cirugía, dependiendo de cuánto tiempo permanece en tu cuerpo el medicamento.

Si estás tomando uno de los nuevos inhibidores COX-2, puede que no necesites suspender tu medicina hasta el momento de la cirugía. Esto es posible porque los inhibidores COX-2 rofecoxib y celecoxib no interfieren con la habilidad de las plaquetas de detener el sangrado.

Dependiendo de la magnitud de la cirugía, tal vez quieras donar una o dos unidades de sangre, si está planeado un procedimiento en múltiples niveles, dos unidades son apropiadas. Almacenar tu sangre disminuye el riesgo de estar expuesto a enfermedades infecciosas, aunque se transmiten pocas veces a través de transfusiones sanguíneas.

Si fumas e intentaste dejar de hacerlo, ahora es un buen momento. La disminución en la función de los pulmones disminuye el oxígeno a los tejidos que están tratando de curarse. Si te van a practicar una operación de fusión, fumar aumentará el riesgo de falla en la unión. Fumar también aumenta el riesgo de infecciones en los pulmones. Algunos cirujanos insistirán en que dejes de fumar antes de programar un procedimiento efectivo de fusión.

Planea tus necesidades cuando regreses a casa después de la cirugía. Si vives solo, prepara un área que sea cómoda y que tenga el camino libre sin tapetes en el piso entre tu silla y el baño. Y, hablando del baño, rentar un asiento levantado para el baño puede hacer maravillas para que las necesidades de nuestra vida sean un poco más sencillas. Además, trata de preparar las comidas con anticipación y tenlas a la mano en el refrigerador para que no tengas que pensar en cocinar.

TU ESTANCIA EN EL HOSPITAL

Una vez que tu agente de seguros te haya dado la aprobación y se haya fijado la fecha, ingresarás al hospital. A menos de que tengas varios problemas médicos, te verán el día de tu operación. Deberás firmar una forma de consentimiento informado en donde se establece que entiendes los beneficios y riesgos del procedimiento, pero no firmes esta forma a menos de que estés satisfecho con la información que has recibido de tu médico.

El anestesiólogo evaluará tu historial médico y alergias, si son importantes. El anestesiólogo y cirujano decidirán si se usa anestesia espinal o general. Durante el procedimiento, te pondrán un catéter intravenoso para recibir fluidos y medicamentos. Si se usa anestesia general, la medicina se introduce por las venas para relajarte al tiempo que te colocan un tubo en la tráquea para controlar tu respiración. Si se usa anestesia espinal, se coloca una aguja en el canal espinal a través de la cual se manda el medicamento y permaneces despierto durante el procedimiento.

Después de la cirugía, estarás en observación en la sala de recuperación para que se aseguren de que te encuentras estable. Las medicinas para el dolor en el periodo postoperatorio se inician primero a través de una bomba de analgesia controlada por el paciente (ACP). La cantidad de medicina está controlada, pero la puedes enviar a través de la vena conforme la necesitas. Hay estudios que han demostrado que cuando tienes el control sobre el tiempo de la medicación para el dolor, se usa menos cantidad de la que recibirías si la medicación estuviera programada y obtienes mayor alivio.

Te enviarán a casa cuando puedas comer y salir de la cama. Probablemente, estarás tieso y tendrás dificultad para caminar, pero esto se espera, en particular, si te han hecho un procedimiento abierto.

DESPUÉS DE LA CIRUGÍA: LA PARTE DIFÍCIL

La parte más difícil del proceso quirúrgico se presenta después de la operación cuando regresas a la vida normal. En el periodo preoperatorio, se debe tener cuidado con la herida de la operación para que sane sin desarrollar una infección. Una enfermera por lo general te hablará de los cuidados de la herida antes de que te den de alta del hospital. Los medicamentos analgésicos, algunos de los cuales son narcóticos, son útiles en general conforme te acostumbras a volver a tus actividades diarias.

Para recuperar la máxima función, debes moverte por ahí. En un inicio, tu cuerpo tratará de mantener todos los tejidos cortados lo más inmóviles posible para permitir la cura. Sin embargo, debes mover esos tejidos para mejorar el flujo sanguíneo, que facilita la cura. En un principio, los movimientos son lentos y pequeños y se repiten sólo unos cuantos a la vez. Aumentarás tus movimientos conforme lo permita el tiempo y el dolor. Tu meta es obtener el máximo de movilidad con el mínimo de dolor.

Fisioterapia

La fisioterapia es parte de tu tratamiento postoperatorio. Los fisioterapeutas pueden parecer malvados capataces, pero su experiencia te anima a mejorar tu funcionamiento en un medio ambiente cobijado. Estos profesionales del cuidado de la salud están entrenados para ayudarte con actividades normales y te guían para saber por cuánto tiempo estar sentado o de pie. Los fisioterapeutas también pueden ayudar a sugerir posiciones cómodas para dormir por la noche. También aprenderás cómo entrar y salir del auto en la forma más fácil. Además, los fisioterapeutas enseñan formas de llevar a cabo varias tareas al tiempo que se limita la presión en la espalda. Sin embargo, debes preguntar a tu médico si puedes hacer tareas más vigorosas como podar el pasto o aspirar las alfombras.

Date tiempo para sanar

Aunque nos gustaría pensar en términos de semanas, curarse en meses es una meta más realista. Mejorar es un trabajo duro y lo que una vez se hacía con muy poca energía ahora parece una tarea enorme. A menudo le digo a los pacientes que cuenten hasta diez cuando se sientan frustrados por sus limitaciones. Esta pausa les permite pensar en cómo solía ser su dolor de espalda. Por lo menos ahora están en vías de recuperación. Probablemente, la tuya tomará el mismo curso que con la mayoría de las personas que se someten a una cirugía exitosa de la espalda.

SÍNDROME DE CIRUGÍA DE ESPALDA FALLIDA

Aunque a los médicos de la espina no les gusta admitir un fracaso, deben admitir que existe un grupo de pacientes que no mejoran con su primera cirugía de espalda. (En todos los grupos quirúrgicos, hay algunos pacientes que no mejoran). Si el dolor nunca mejoró, la cirugía inicial se pudo haber hecho en el nivel equivocado o el procedimiento pudo haber sido inadecuado para revertir los cambios anatómicos anormales. Una segunda posibilidad es que se haya presentado otra hernia de disco en el mismo nivel. El último grupo por lo general tiene un periodo libre de dolor antes de que regrese su dolor de piernas. Las personas con un disco herniado tienen mayor riesgo de padecer otro y pueden tener una nueva hernia de disco en un nivel diferente de la espina. Quienes tienen dolor principalmente en la espalda pueden tener insensibilidad porque la laminectomía fue quizá demasiado extensa. Otros desarrollan una cicatriz alrededor del sitio de la operación circundando el nervio descomprimido. Se puede presentar dolor de espalda o de piernas entre seis y 24 meses después de la operación inicial.

Otra operación puede ayudar a corregir esas anormalidades. Sin embargo, otro procedimiento quirúrgico no alterará la progresión de la artritis o el cambio de desarrollo del tejido de cicatrización. Para esto, necesitas un manejo no quirúrgico. La extracción de tejido de cicatrización (fibrosis epidural) a través de visualización directa sigue siendo un procedimiento experimental. Además, la principal dificultad no es la extracción de la cicatriz, sino los medios para controlar el proceso inflamatorio de manera que no regrese una cicatriz adicional en el lugar de donde se extrajo la cicatriz original. La fibrosis epidural sigue siendo un desorden crónico que nos deja perplejos.

Cuando estés considerando una segunda o tercera operación espinal, consulta con un cirujano espinal que tenga experiencia con pacientes que hayan tenido varias cirugías espinales. Los médicos con esta experiencia pueden tomar las decisiones difíciles sobre los beneficios potenciales de otra operación de la espina *versus* un tratamiento no operativo.

La tendencia más común de todos es querer hacer *algo* para mejorar la situación y se necesita experiencia madura para decir no, cuando otros quieren hacer un procedimiento aunque éste tenga más probabilidades de lastimar que de ayudar.

TRATAMIENTOS QUIRÚRGICOS FUTUROS

Actualmente, los investigadores están estudiando tres nuevos procedimientos para el tratamiento de degeneración de discos y colapso de cuerpo vertebral. Estas técnicas invasoras han sido útiles para personas con dolor de espalda, pero su seguridad a largo plazo sigue sin probarse.

La anuloplastia electrotermal interdiscal (IDET, por sus siglas en inglés) se usa para discos con dolor. Dentro del disco se ensarta un catéter electrotermal y la energía liberada "cocina" el colágeno en el disco como un huevo y el disco se vuelve rígido y pierde sus propiedades de acojinamiento. Sin embargo hay pacientes que han reportado tener menos dolor de espalda después de este procedimiento. El mecanismo exacto que trae consigo la mejoría aún no está claro. Sólo un pequeño número de individuos han probado este procedimiento, con un seguimiento sólo a corto plazo. Necesitamos periodos de seguimiento más largos antes de recomendar este procedimiento con toda confianza.

La vertebroplastia y la kistoplastia son dos nuevos procedimientos para fracturas agudas de compresión de la espina que causan severo dolor de espalda baja que puede ser resistente a fajas o analgésicos narcóticos. Usando un fluoroscopio para guía visual, el cirujano puede inyectar cemento óseo en la vértebra. El cemento da soporte a la vértebra fracturada y alivia el dolor. Hay complicaciones potenciales; por ejemplo, usar demasiada presión fracturará la delgada pared del cuerpo vertebral. Además, el dolor radicular de piernas también puede ser una complicación y puede ser necesario extraer quirúrgicamente el cemento óseo inyectado.

Con la kistoplastia, a través de una aguja se ensarta en el cuerpo vertebral un tubo con un globo en el extremo. El globo se infla y la forma del cuerpo vertebral se restablece, luego se saca el globo y se llena el espacio con cemento empujado con presión baja. Con este procedimiento, hay mucho menos riesgo de que el cemento escape a través del hueso y se vaya al canal espinal. La kistoplastia alivia el dolor asociado con fracturas osteopáticas en un breve periodo. Este procedimiento tiene éxito cuando se hace dentro de las seis semanas siguientes a la fractura del cuerpo vertebral. Aunque este procedimiento es experimental, se está sometiendo a pruebas clínicas y el seguimiento a largo plazo se necesita para identificar complicaciones potenciales de este procedimiento.

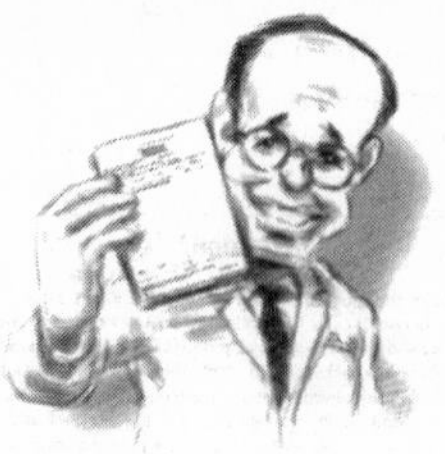

RESUMEN DE PRESCRIPCIÓN DEL DOCTOR BORENSTEIN

- 5% de los pacientes con problemas de espalda requiere cirugía espinal.
- Más de 90% de las cirugías de la espina tienen éxito.
- Recuerda, la cirugía de disco es para aliviar el dolor de piernas, no para aliviar el dolor de espalda.
- Cuando una lesión de espalda o una enfermedad degenerativa ocasiona pérdida de la función de la vejiga y los intestinos, debilidad en las piernas o dolor insoportable, por lo general, se necesita una cirugía inmediata.
- Antes de que accedas a someterte a cirugía, pregunta sobre los efectos colaterales a corto y largo plazo, y asegúrate de que tu cirujano tenga amplia experiencia en tratar casos similares al tuyo.

Parte tres:
Vivir sin dolor de espalda

11
Disminuye con prevención tu riesgo de padecer dolor de espalda

El concepto de prevención no tiene gran historial de antecedentes y esta desconsoladora situación es verdad no sólo para el dolor de espalda, sino para la mayoría de los temas de salud. En realidad es bastante simple. A las personas sanas les falta motivación para participar en actividades preventivas. Esperan hasta que padecen un ataque de dolor de espalda (o alguna otra enfermedad) y entonces tratan de prevenir una recaída.

Una vez que has sufrido un ataque de dolor de espalda, tienes mayor riesgo de padecer otro en el lapso de un año. Algunos estudios sugieren esta verdad para un número tan alto como 50% de las personas que sufren dolor de espalda. Sin embargo, el segundo ataque es generalmente más suave que el primero. El segundo ataque se presenta porque las personas olvidan las lecciones aprendidas por el primer episodio de dolor de espalda. Vuelven a sus viejos hábitos y levantan objetos en posiciones inconvenientes, se estiran demasiado o se sientan por mucho tiempo.

No te conviertas en un transgresor constante de la espalda. Recuerda lo que causó tu primer ataque de dolor de espalda. Practica una buena mecánica corporal, descansa cuando sea apropiado y haz ejercicio en el momento correcto del día (por lo general más tarde que temprano). Si sigues estas reglas sencillas, es menos probable que sufras un segundo ataque de dolor de espalda. A continuación están mis lineamientos para evitar problemas de espalda y evitar que regresen.

CAMBIOS DE ESTILO DE VIDA

No fumes

Si eres fumador, realiza todos los esfuerzos posibles para dejar de fumar, tu espalda, con tus pulmones, tu corazón y otros órganos, te lo agradecerán. Todos los tejidos del cuerpo requieren oxígeno para mantener su función y fumar le roba a estos tejidos (en especial a tus discos espinales) la cantidad óptima de oxígeno. Debido a que ningún vaso sanguíneo suministra el interior de los discos, todo el oxígeno tiene que colarse desde la superficie. Si la sangre contiene menos oxígeno, entonces también los discos reciben menos y una falta de oxígeno es parte del proceso de degeneración de los discos que aumenta el riesgo de padecer una hernia.

Mantente en buen estado físico

Cuando estás en buen estado físico, tienes menos riesgo de desarrollar dolor de espalda baja. Podemos definir de varias formas el estar en buen estado físico. Por ejemplo, un buen estado cardiovascular es la capacidad de subir escaleras o correr sin que te falte el aliento. En un estudio de bomberos, quienes tenían una buena condición física tenían un riesgo mucho menor de padecer dolor de espalda en comparación con quienes estaban en mala condición física.

Músculos fuertes en la espalda representan otro tipo de buen estado físico. En comparación con otros músculos del cuerpo, los músculos de la espalda son débiles por lo general; si aumentamos la fuerza de estos músculos, podemos disminuir el riesgo de desarrollar dolor de espalda. Aunque esto es importante para todos, es esencial para quienes tienen un trabajo que consiste en levantar objetos pesados y hacer labores físicas. Los ejercicios que fortalecen los músculos del frente (flexores abdominales) y de la espalda (extensores posteriores) pueden disminuir tu riesgo de lesionarte si levantas objetos pesados o giras y te doblas frecuentemente mientras trabajas.

Realiza tus ejercicios generales para estar en buena forma, un día sí y otro no. El día de descanso permite que tu cuerpo revitalice los músculos fatigados por el ejercicio. Inscríbete en un programa de ejercicios lo suficientemente vigoroso como para estimular aproximadamente media hora de transpiración. Tener un "estallido de sudor" significa que has usado suficientes calorías para generar calor, que es una respuesta del sistema nervioso simpático que beneficia la parte del sistema nervioso que inhibe el dolor. Este tipo de ejercicios también mejora la circulación, la flexibilidad y el tono muscular.

Mantén un buen peso

La obesidad en sí misma no es un factor de riesgo para desarrollar dolor de espalda baja, pero te impide hacer los ejercicios adecuada y cómodamente. Si la obesidad es el resultado de un estilo de vida sedentario, entonces todos los riesgos asociados con la inactividad están presentes. Para la mayoría de las personas, el índice de masa corporal (IMC) es una buena indicación para saber si tienes o no sobrepeso.

Por ejemplo, si mides 1.82 m y pesas 90 kilos, tu IMC será 27, que está un poco alto. Estarás mejor con un peso de 76.5 a 81 kilos. Si mides 1.67 y pesas 67.5 kilos, tendrías un IMC de 25. Los lineamientos de los *National Institutes of Health* (Institutos Nacionales de Salud) definen el sobrepeso como una IMC mayor de 25. La obesidad empieza con una IMC de 30.

Consume muchos antioxidantes en tu dieta

Asegúrate de que tu dieta contenga cantidades abundantes de frutas y vegetales, que son buenas fuentes de vitaminas A, C y E, los antioxidantes. El betacaroteno se encuentra en frutas verdes y amarillas y en vegetales como el melón cantalupo, los albaricoques, las espinacas y las zanahorias. Los lácteos y los huevos proporcionan vitamina A, los cítricos están cargados de vitamina C, los aceites vegetales suministran vitamina E.

Todavía falta evidencia científica que pruebe el beneficio directo de los antioxidantes en los discos intervertebrales. Aunque no tengo las pruebas clínicas para demostrarlo, creo que éstos tienen el potencial de hacer más lento el daño de oxidación a la espina. Los discos de la espina son uno de los lugares que se pueden beneficiar con esta terapia. Una dosis adecuada de antioxidantes, de preferencia de los alimentos, es importante para mantener la salud de la espina.

Nuestra exposición a los radicales libres es parte del proceso de envejecimiento en curso a lo largo de todo el cuerpo, incluyendo los discos espinales. En un estudio de autopsia de personas entre 13 a 86 años, el daño se identificó en las células del cartílago en mitad de los discos. El daño comenzó en los años de adolescencia y siguió en cada grupo. Además, en todos los discos examinados hubo evidencia de los intentos del cuerpo por reparar el daño. Este estudio confirmó la noción de que la degeneración de los discos por oxidación comienza en la segunda década de la vida.

Esas moléculas activas de oxígeno (radicales libres) se adhieren a las células en tus discos espinales y causan daño. Las células tratan de reparar las lesiones, pero son ineficaces, lo que significa que el disco se desgasta demasiado pronto. Los antioxidantes (vitaminas E, A, C y betacaroteno) son capaces de neutralizar los efectos dañinos de los radicales de oxígeno. Si tomas estos nutrientes como suplementos, considera que las vitaminas A y E solubles en agua se absorben y almacenan con grasa y, en consecuencia, se eliminan muy lentamente. Cantidades excesivas se pueden acumular en el cuerpo y pueden volverse tóxicas. Los problemas de salud asociados con tomar estos suplementos antioxidantes en niveles más altos de los límites recomendados incluyen piedras en los riñones y diarrea con la vitamina C, aumento en el sangrado en las personas que toman medicamentos anticoagulantes con la vitamina E y cabello y uñas quebradizos con el selenio. Dosis de vitamina A a un nivel más alto de 100 000 unidades son tóxicas. La *National Academy of Sciences* (Academia Nacional de Ciencias) recientemente ha establecido "niveles más altos de consumo" para las vitaminas C y E, y el mineral selenio, de la manera siguiente:

- Vitamina C: 2 000 mg
- Vitamina E: 1 100 mg (sintética)
- Selenio: 400 mcg

USA BUENAS MECÁNICAS DEL CUERPO

La espina es una estructura bellamente construida y sabemos que la postura es buena si alguien puede mantener posición normal y movimiento sin esfuerzo por periodos prolongados. Mantener una postura normal es función de los ligamentos que dan soporte a la espina y a las piernas y también de la tensión normal en los músculos. Cuando cualquier componente de la espina equilibrada se mueve fuera del centro, se altera este estado normal (figura 11.1).

Todos los días, tu espina te permite llevar a cabo varias tareas sin dolor. Piénsalo. Tu espina da soporte a todo tu cuerpo cuando levantas un objeto grande y permanece firme cuando la haces que se siente en un auto durante el trayecto de Washington D. C. a Boston, con una sola parada para cargar gasolina. Si tu espina está colocada correctamente cuando llevas a cabo estas tareas, no padecerás ningún efecto de enfermedad. Sin embargo, si una carga pesada está fuera de centro, lo cual gira tu espalda, o si el asiento del auto no ofrece apoyo, probablemente desarrollarás un dolor de espalda.

Si tuviera que elegir la posición que causa más dificultades con el dolor de espalda, señalaría una espina girada o rotada. El dolor de espalda con frecuencia se presenta cuando se levanta incluso un peso mínimo pero en una postura girada. Cuando la espina gira, se trata de una desventaja mecánica. Los músculos están estirados de un lado y cortos del otro y, en consecuencia, son incapaces de generar la fuerza de soporte usual para la espina. Las articulaciones de la espalda se comprimen de manera no natural y la presión añadida de levantar un peso sólo causa más daño a las estructuras.

Rachel, universitaria de 22 años, se mudó a un departamento en el cuarto piso en un edificio sin elevador. Había manejado varias horas y cargar los muebles los cuatro pisos le tomó el resto del día. El

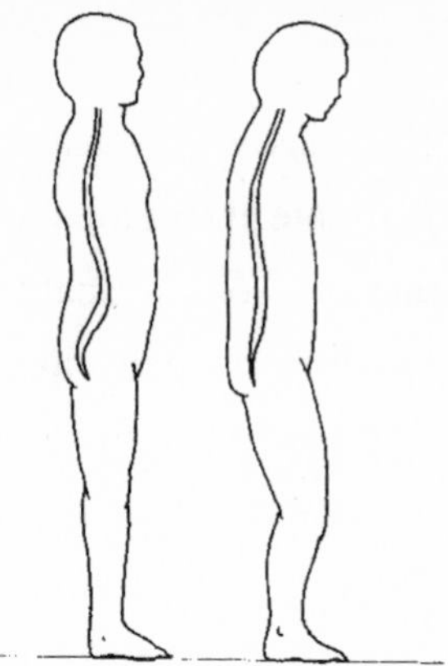

Figura 11.1 Buena y mala postura. La figura de la izquierda tiene una buena postura con la cabeza sobre la pelvis con curvas espinales normales. La figura de la derecha tiene una mala postura con la espalda baja plana. La espalda plana causa que las rodillas y el cuello estén inclinados hacia adelante. Esta postura fatiga todos los músculos del cuello, espalda y piernas.

colchón fue especialmente difícil de maniobrar, pero en lugar de conseguir ayuda o empujar el colchón de frente, Rachel giró la espalda para subirlo a la cama. Inmediatamente los músculos lesionados comenzaron a ponerse rígidos y su rango de movimiento se vio limitado el resto del día, haciendo que lo que quedaba de la mudanza fuera muy difícil. Tardó cuatro semanas para que la rigidez muscular desapareciera.

La historia de Rachel destaca el riesgo asociado con malas mecánicas del cuerpo y tareas físicas. Piensa en la forma en que levantas un objeto *antes* de hacerlo, en lugar de tratar de averiguar por qué te duele la espalda después.

Postura al cargar

Al levantar un objeto, tus pies y tu espalda deben ir en la misma dirección. Debes estar de frente al objeto, doblar tu cadera y rodillas y levantar con las piernas, no con la espalda. Si puedes, es mejor levantar un objeto de una altura en oposición a levantarlo del piso.

Si debes levantar objetos pesados con frecuencia, toma en cuenta usar un corsé abdominal para aumentar la presión intrabdominal y dar soporte a tu espina. Esos corsés no son mágicos, no funcionan si no están cerrados alrededor de tu cuerpo. En uno de los hospitales locales, me di cuenta de que muchos de los empleados dejaban abiertos los corsés. Un estudio reciente demostró que la mayoría de las personas a las que se les dan instrucciones sobre el uso de corsés abdominales los usan mal. Sin embargo, los corsés pueden ser muy útiles, incluso si se dejan abiertos, cuando te hacen recordar que debes levantar con las piernas, no con la espalda.

Postura al estar de pie

Estar de pie en una posición por cierto tiempo puede producir cansancio en los músculos de tu espalda baja. Puede que hayas experimentado esta sensación en una fiesta en donde no hay sillas disponibles o en un museo sin ningún lugar para sentarse. La posición de pie aumenta la curva en la espina lumbar y estira el músculo (psoas) en la parte frontal de la espina que viaja a la cadera. Levanta una pierna para que descanse sobre un taburete. Transfiere el peso de un pie a otro o aplana tu espalda con una inclinación de la pelvis (ver capítulo 8). Estas posiciones le quitan presión al músculo psoas y a la curva de tu espalda. Haz esto con una actividad que requiera estar mucho tiempo de pie, como planchar, dar una conferencia o pintar una pared.

Postura al estar sentado

Una buena posición al estar sentado requiere que la altura del asiento permita que tus pies estén planos sobre el piso, con las rodillas ligeramente más arriba de 90º. El respaldo de la silla debería dar soporte a la curva lumbar. Las sillas que se usan en las oficinas tienen un respaldo ajustable con ruedas; la tensión y la posición del soporte de la espalda debería ser ajustable con la altura del asiento.

Si estás experimentando dolor de espalda, la mejor silla en tu caso debe tener un asiento firme y tapizado, con un respaldo firme, recto y con descansabrazos. Espera para usar la silla suave, tipo sofá hasta que tu dolor de espalda se haya resuelto por completo. En una silla suave, tu espalda está haciendo ajustes constantemente para dar soporte a tu espina y esos pequeños ajustes pueden causar fatiga o aumentar el dolor porque tu espalda está trabajando muy duro. Cuando te sientes en una silla con soporte firme, los músculos se pueden relajar porque la silla les da soporte.

Postura al estirarse

Muchos de nosotros nos metemos en problemas al estirarnos. Eres el último en un avión, así es que te tienes que estirar para lograr meter tu neceser en el compartimiento superior entre maletas que parece que pesan una tonelada. O te tienes que estirar a lo largo de la cama para meter una sábana en una de las esquinas. Quizá una bolsa de dulces ha ido a parar al rincón más apartado de la cajuela de tu auto. En estas situaciones, te puedes estirar para tratar de alcanzar, ¡sólo para darte cuenta de que eres como 30 centímetros demasiado bajo para esa tarea! cinco segundos después, los músculos de tu espalda baja y del lado se han dado cuenta de esto también y ahora están en un espasmo. La respuesta sencilla de estirarse demasiado es acercarte al objeto que quieres mover. Si está más arriba de tu cabeza, consigue un banquito. (Si está en el compartimiento superior de un avión, pide ayuda). Si debes alcanzar la esquina de la cama, apoya una rodilla en el colchón y acércate a la esquina. En lugar de doblarte hacia el vacío, arrodíllate para mantener la espalda recta, dependiendo del tipo de vacío del que se trate, por supuesto. Coloca los paquetes en la parte de enfrente de la cajuela o en el asiento trasero del auto.

Evita la fatiga de la espalda

Nunca te quedes en una posición por un periodo prolongado. Ya sea que estés sentado o de pie, cambia de posición y muévete por lo menos una vez por hora, muévete con frecuencia si tu espalda se cansa rápido. La contracción constante de los músculos hace que se fatiguen y, una vez que esto sucede, comienzan a doler. Los músculos adoloridos son músculos más débiles y, cuando su función se ve afectada, tienes mayor riesgo de lesión.

Es fácil olvidar consejos simples de prevención. Por ejemplo, te puedes sentar como un prisionero en un avión, pero da un paseo al tocador aunque no lo necesites. Si te sientas frente a la computadora, recuerda levantarte para mantener tus músculos en movimiento. Si por razones de trabajo pasas horas hablando por teléfono, consigue una diadema para hablar, si es posible, lo cual te permite ponerte de pie y caminar por ahí. Todas estas actividades mejoran la función de tu espina lumbar y ésta te lo agradecerá doliéndote menos.

SIGUE TRABAJANDO

Cuando el dolor de espalda se relaciona con tu trabajo, a menudo se complica por la interacción con tu jefe y el sistema de compensación de los trabajadores. Y si eres infeliz con tu medio ambiente de trabajo, eso podría prolongar tu dolor de espalda al igual que tu regreso al trabajo. Necesitas que te compensen justamente por la pérdida de tiempo laboral y también necesitas modificar las condiciones de tu trabajo que causaron el ataque de dolor de espalda en primer lugar, ya sea que tengas un trabajo de escritorio o un trabajo físico vigoroso. Es importante regresar a trabajar pronto, en cualquier capacidad, en el curso de un ataque de dolor de espalda. Entre más tiempo estés sin trabajar, menos probable es que alguna vez regreses a un empleo con una buena remuneración. Si alguien está sin trabajar por un año después de una lesión de espalda, las probabilidades de regresar al trabajo son esencialmente de cero. Max, empleado en una oficina, de 45 años, vino a mi consultorio tres días después del inicio de un dolor asociado con un accidente al cargar objetos en su trabajo. Su oficina se estaba mudando a otro lugar del edificio y había estado cargando cajas por dos días. Desarrolló dolor y rigidez en la espalda, lo que le hacía imposible sentarse en su escritorio. Tenía tensión muscular asociada con cargar (había girado mucho la espalda). Se atendió con medicamentos y una incapacidad de cinco días. Cuando regresó a mi consultorio, su dolor de espalda había mejorado y su espasmo muscular se había resuelto. Se le envió de regreso al trabajo con la recomendación de que lo liberaran de cualquier carga adicional asociada con la mudanza de su oficina. Se le animó a moverse con frecuencia durante el día. Con la modificación de sus labores durante tres semanas, Max se alivió completamente del dolor de espalda y ha regresado a su trabajo cotidiano.

Las terapias en mi programa básico de alivio del dolor de espalda te pueden ayudar si te lesionaste en el trabajo. Una vez que estás libre de dolor entre cinco y diez días, es factible regresar a trabajar. En un inicio, no cargues objetos que pesen más de 4.5 kilos, aunque tu trabajo incluya levantar objetos pesados. Siempre usa una buena mecánica corporal, con los pies y la cara en línea, sin giros de la espina. Conforme te sientas más cómodo con tareas de carga ligera, puedes progresar a levantar objetos más pesados. Si estás sentado la mayor parte del día, recuerda que estar sentado coloca tensión en la espina lumbar. Párate con frecuencia para aliviar la fatiga muscular de la espalda.

MANTÉN TUS HUESOS FUERTES

Comenzando en una edad temprana, nuestra meta debería ser prevenir la osteoporosis antes de que nuestros huesos alcancen esa etapa en que se debilitan y adelgazan. Esto significa maximizar el calcio de los huesos durante la adolescencia y manteniéndolo durante la etapa adulta y, para las mujeres, minimizar la pérdida ósea después de la menopausia. El calcio de los huesos aumenta en los niños y adolescentes que consumen niveles más altos de éste en alimentos y suplementos. Sin embargo, un consumo alto de calcio durante el periodo posmenopáusico no tiene ningún efecto (o tiene un efecto protector mínimo) contra la pérdida ósea en las mujeres. (Los hombres también pueden padecer osteoporosis, pero son menos que las mujeres).

Para mantener la fuerza de los huesos, la mayoría de los adultos deberían consumir de 1 000 a 1 500 mg de calcio al día. Además, el ejercicio regular de soporte de peso, como caminar, contribuye al desarrollo de masa ósea y el ejercicio de impacto o resistencia, como levantar pesas, ayuda a mantener los niveles de minerales óseos.

En las mujeres caucásicas, el consumo de calcio debería ser de 800 mg diarios hasta los diez años, luego 1 500 mg durante la adolescencia y el embarazo y 1 200 mg durante la edad adulta. La vitamina D, en 400 a 800 IU, es un suplemento valioso usado en conjunto con los suplementos de calcio. Esto es especialmente útil para las personas mayores que tienen una exposición limitada al sol o una deficiencia nutricional. La combinación de estos suplementos disminuye el riesgo de fracturas de cadera en las poblaciones mayores. Las mujeres no caucásicas comienzan con una cantidad mayor del mineral óseo. Deberían tomar suplementos de calcio, pero tienen menos riesgo de padecer fracturas.

Terapia de reemplazo hormonal para mujeres

La razón por la cual se considera que la osteoporosis es un tema de salud femenina es que la deficiencia de estrógenos después de la menopausia conduce a pérdida ósea. La mayor tasa de pérdida se da en los primeros años después de que cesa la función de los ovarios. La terapia de reemplazo de estrógenos, comúnmente conocida como TRE, a menudo comienza poco después del inicio de la menopausia en mujeres que son candidatas adecuadas. Algunas mujeres comienzan la terapia hormonal durante los periodos perimenopáusicos. La TRE no se recomienda si tienes un historial de cáncer uterino o de mama o problemas de coagulación. Para impedir la pérdida ósea con TRE, las mujeres necesitan estrógenos diario. Para las mujeres con un útero intacto, se añade progesterona porque disminuye el riesgo de cáncer uterino. Esta terapia combinada se llama TRH, terapia de reemplazo hormonal. Sigue habiendo controversia sobre la relación entre TRE y cáncer de mama, estudios epidemiológicos recientes sugieren una asociación pequeña. Usar TRE es una elección personal que debes discutir con tu médico.

El raloxifeno (Evista) es un modulador receptor de estrógenos selectivo (MRES) con efectos similares a los estrógenos en la reabsorción ósea, pero sin estimular el tejido de los senos ni el recubrimiento del útero en mujeres posmenopáusicas. El raloxifeno, en dosis diarias, aumenta el hueso efectivamente y disminuye el riesgo de fractura de la espina y de la cadera. Efectos colaterales tóxicos incluyen bochornos, calambres en las piernas y, en pocas ocasiones, episodios de coágulos venosos.

Calcitonina

La calcitonina es una hormona que reduce el colapso óseo y se usa para tratar la osteoporosis; la calcitonina del salmón es más efectiva que la humana. La calcitonina se da en inyecciones o intranasalmente todos los días. La calcitonina nasal disminuye el riesgo de fracturas espinales, pero no altera significativamente el riesgo de fracturas de cadera. Sin embargo, uno de los beneficios añadidos de la calcitonina son sus efectos para aliviar el dolor, en especial el de fractura de huesos.

Bisfosfonatos

Los bisfosfonatos entraron en uso médico de una forma tortuosa y su concepto está basado en una investigación que estudió detergentes y agua cruda. Los bisfosfonatos se adhieren a los cristales de hueso, los sitios de remodelación ósea activa. Los huesos son tejidos vivos, que se están conformando y desintegrando constantemente y los bisfosfonatos alteran la remodelación ósea al reducir la parte de desintegración del proceso de remodelación. Al disminuir la reabsorción ósea, la densidad ósea aumenta.

El alendronato (Fosamax) previene y trata efectivamente la osteoporosis porque el alendronato es un agente inhibidor poderoso del proceso de remodelación ósea. Hay estudios en mujeres con osteoporosis establecida que han descubierto que el alendronato en dosis diarias previene la pérdida ósea posmenopáusica y aumenta la densidad ósea en la espina entre aproximadamente 4 y 6% en un periodo de tres años. El alendronato también tiene un efecto benéfico en aumentar la densidad ósea en la cadera. Una dosis más pequeña de alendronato se puede comparar con la TRE en la prevención de pérdida ósea. El efecto en los huesos es prolongado, lo que significa que se mide en años; en consecuencia, mujeres jóvenes en edad de procrear no son candidatas para este agente. El alendronato viene en pastillas con dosis altas que permiten administrarlo una vez por semana con los mismos efectos benéficos de una dosis diaria. La dosis más alta es más conveniente que la diaria que es más pequeña. Este régimen semanal disminuye la exposición del esófago y, por tanto, reduce la irritación.

El risedronato (Actonel) disminuye el riesgo de fracturas en la espina y la cadera al igual que incrementa el hueso en estos lugares. Recientemente, la Dirección de Alimentos y Medicinas (FDA, por sus siglas en inglés) ha aprobado este medicamento para el tratamiento de osteoporosis posmenopáusica en una sola dosis diaria.

La toxicidad primaria de los bisfosfonatos es gastrointestinal y tienden a tener una pobre absorción intestinal. Estos medicamentos se deben tomar en ayunas. Por ejemplo, el alendronato se debe tomar por la mañana después del ayuno nocturno, con un vaso grande de agua. Además, debes mantenerte de pie por 30 minutos para asegurar que el medicamento se mantenga fuera del esófago, porque la acidez es una molestia frecuente.

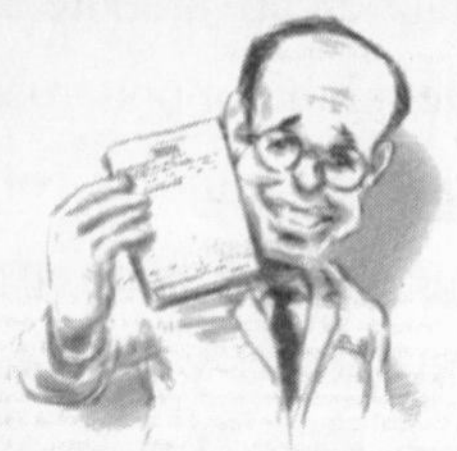

RESUMEN DE PRESCRIPCIÓN DEL DOCTOR BORENSTEIN

- El dolor de espalda se puede prevenir.
- Deja de fumar hoy mismo.
- Mantente en forma.
- Alcanza y mantén un peso apropiado.
- Come una dieta rica en antioxidantes y nutrientes esenciales.
- Usa una buena mecánica corporal para maximizar una postura cómoda.
- Regresa a trabajar cuando tu dolor se cure.
- Mantén la fuerza de tus huesos con ejercicio y suplementos.

12
Disfrutando del sexo sin lastimarte la espalda

"¿Cuándo puedo volver a tener relaciones sexuales?" Desearía escuchar esta pregunta más veces, pero, desafortunadamente, muchos hombres y mujeres son reacios a preguntar sobre sexualidad. Tal vez quieres intimar con tu pareja, pero estás preocupado porque el acto en sí puede empeorar tu enfermedad. Tal vez tu pareja se sienta igual y puede ser que él o ella huya de la intimidad contigo con la más noble intención. De cualquier forma, puede ser que tú lo veas como un rechazo. Estos son los tipos de malentendidos que ocurren cuando el dolor de espalda es un problema.

La ignorancia y la falta de comunicación llevan a malas concepciones sobre salud sexual y dolor de espalda baja. Por otro lado, honestidad, discusiones comprometidas, con apoyo psicológico, conducen a un fuerte lazo sexual y emocional a pesar de la presencia de dolor de espalda baja. Obviamente, la información presentada aquí no pretende servir como un manual para cubrir todos los asuntos relacionados con salud sexual, sino más bien, se concentra en ayudarte a quitar las barreras que se pueden haber formado a causa del dolor de espalda.

En primera, el panorama para las personas con agudo dolor de espalda baja es diferente del panorama de quienes padecen un dolor crónico. El dolor agudo de espalda es intenso pero se cura y una corta interrupción de la actividad sexual es más fácil de tolerar cuando esperas que el problema se resuelva, pero con un dolor de espalda crónico quiza sea necesario modificar la actividad sexual para tener una relación exitosa.

No todo es físico

Cuando no hay ninguna preocupación de salud, tú y tu pareja son libres de explorar una gran variedad de posiciones corporales mientras hacen el amor. La experimentación espontánea puede no tener otra consecuencia que un músculo ligeramente adolorido al día siguiente. En esas circunstancias, el clímax sexual puede ser la medida de una interacción exitosa, pero, como todos sabemos, una relación sexual saludable incluye más que hacer el amor físicamente. La relación sexual es sólo una pequeña parte de una interacción compleja de factores emocionales y físicos. Sostenemos nuestra compañía al demostrar nuestra preocupación por la otra persona y al expresar también nuestros sentimientos románticos y afectuosos en formas no sexuales.

En lo que respecta al sexo, tienes una elección. Puedes decidir que la sociedad moderna está demasiado aferrada al sexo y, a pesar de eso, gracias a las imágenes de los medios, sólo muy pocas personas pueden alcanzar esas ambiciosas metas sexuales. Así que, concluye que estás mejor sin preocuparte por tus necesidades sexuales mientras te duela la espalda. Puedes vivir sin sexo, entonces para qué molestarte.

No te rindas tan rápido. Una vida sexual saludable puede tener efectos benéficos en tu dolor de espalda y también en tu salud en general. El sexo es un ejercicio para tu sistema cardiovascular y también quemas unas cuantas calorías. Cuando tienes relaciones sexuales, el flujo sanguíneo aumenta, lo cual mejora la apariencia de tu piel. El orgasmo causa la liberación de endorfinas, químicos en el cerebro que actúan como los analgésicos naturales del cuerpo. Las endorfinas favorecen un sueño descansado y un estado general de bienestar. Así que, de hecho, el sexo vale la pena.

Si padeces un dolor de espalda agudo, una breve pausa de unos cuantos días puede permitir que tu dolor de espalda y el espasmo mejoren y que los movimientos sexuales no causen un aumento de dolor. Si piensas que estos movimientos sexuales pueden incrementar tu molestia, practícalos con tu pareja. Si no notas un aumento de la molestia, entonces es probable que el sexo con tu pareja salga bien. Sin embargo, si el dolor se presenta con movimientos simples de la espalda, espera un poco más. Si tu dolor es crónico, entonces necesitas planear tu actividad sexual con más cuidado.

Hablar es una palabra sexy

En 1998, en un artículo publicado en *Arthritis Today* (*Artritis hoy*), el doctor Jackson Rainer dijo que su palabra preferida de seis letras para el sexo es “hablar”. El doctor Rainer sugiere que las interacciones románticas pueden ocurrir al estar sentados juntos a la mesa de la cocina completamente vestidos. Por supuesto, la implicación es que varios niveles de comunicación sientan las bases para una relación exitosa e involucrada. Esto nunca es más importante que en la presencia de limitaciones físicas. Tú y tu pareja necesitan discutir sus preocupaciones respectivas y hacer preguntas que los llevarán a una mayor comprensión del problema con el que estás tratando. Por ejemplo:

- ¿Qué empeora tu dolor?
- ¿Qué actividades no causan dolor?
- ¿Cuándo es el mejor momento para la intimidad?

Además, puede ser que tanto tú como tu pareja necesiten tranquilizarse sobre el deseo. No esperes hasta que estés haciendo el amor para hablar de estos asuntos, más bien, planea con anticipación para hacer que la interacción resulte placentera y sin dolor. ¡No olvides el romance! Las interacciones no físicas apoyan tu relación y esto puede incluir una variedad de cosas desde hacer cumplidos sobre la apariencia de tu pareja y la valoración de su apoyo emocional hasta actos simples que muestran la profundidad de sentimientos.

POSICIONES SIN DOLOR

La mejor forma de encontrar posiciones cómodas durante el sexo es recrear aquellas que son convenientes para tu espalda baja durante las actividades cotidianas. Por ejemplo, si el respaldo de una silla en particular es bueno, entonces usa esa silla para la relación sexual o encuentra la posición en la cama que causa el menor grado de molestia para tu espina. Para disminuir la tensión en tu espalda, a continuación hay algunos lineamientos generales:

- Evita posiciones que incrementan la curva en la espalda baja (el movimiento causa presión en la articulación de la faceta).
- Evita acostarte boca abajo.
- Evita doblarte hacia adelante a la altura de la cadera con las piernas estiradas (esto causa que se estire el nervio ciático y los músculos de las corvas).

• Mantén al mínimo el peso que tu pareja coloca en tu cuerpo. Coloca las manos en la cama para dar soporte a tu peso.

• Evita la posición en la que el hombre está arriba (posición "del misionero"). Para los hombres esta posición incrementa la lordosis lumbar y estira los músculos de la espalda baja. Para las mujeres, al estar abajo, cualquier movimiento de la pelvis requerirá extensión de la espina y aumento de dolor.

• El que no tiene dolor debe suministrar la mayor cantidad de movimiento.

• Una espalda baja plana y un levantamiento de la pelvis (inclinación de la pelvis) es agradable y protector.

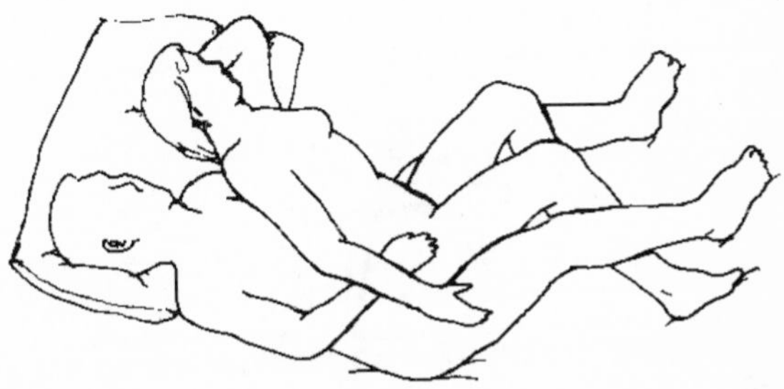

Figura 12.1 Posición de cuchara

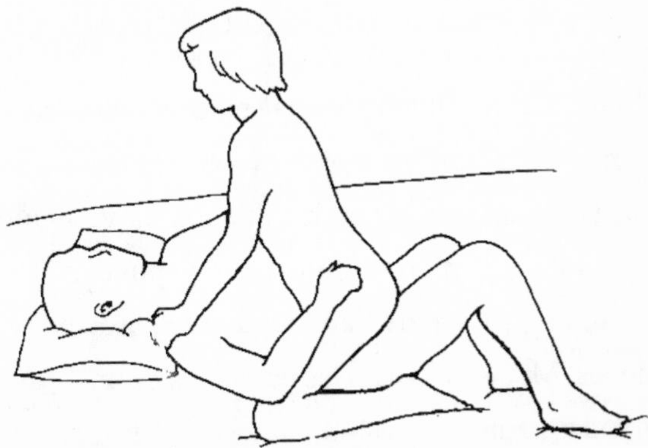

Figura 12.2 Posición a horcajadas

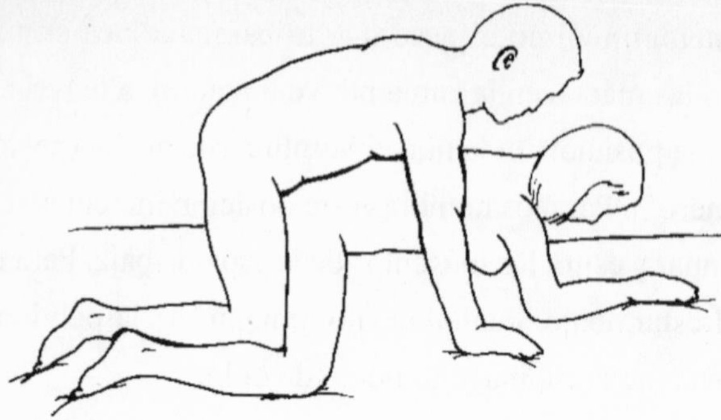

Figura 12.3 Posición a gatas

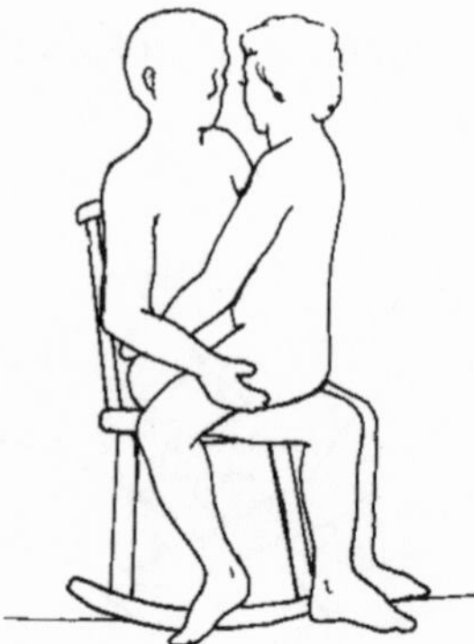

Figura 12.4 Mecedora

Las figuras 12.1 a 12.4 muestran posiciones que ofrecen la máxima comodidad durante la relación sexual para hombres y mujeres. El tipo de movimiento también importa. Los empujones rápidos pueden causar demasiada molestia, mientras que los movimientos lentos y graduales pueden ser menos dolorosos y pueden permitir una sensación distinta que la actividad más atlética asociada con el sexo sin restricciones. Mi consejo para las parejas es decirse qué posiciones y contactos son agradables y estimulantes y desarrollar señales entre ustedes que revelen el inicio de dolor con movimientos particulares.

La posición de cuchara (figura 12.1) ofrece la mayor seguridad para las dos personas. Almohadas colocadas de manera estratégica en la cama pueden ofrecer un soporte correcto para la cabeza, la pelvis y los muslos. Las dos personas tienen la cadera y las rodillas flexionadas con una inclinación de la pelvis. La espalda plana protege las articulaciones de la faceta y la cadera, y rodillas dobladas quitan la tensión del nervio ciático y de los músculos psoas. Cualquiera de los dos puede proporcionar los movimientos pélvicos que ofrecen la estimulación genital.

La posición a horcajadas (figura 12.2) se puede usar con tu pareja viendo hacia ti o hacia fuera. La persona con dolor de espalda debe determinar la posición más cómoda. La posición permite que el peso de tu amante se coloque en la cama o en tus rodillas (y no en tu espalda).

La posición a gatas (figura 12.3) permite que la relación sexual con la persona que sufre dolor de espalda apoye el peso del cuerpo con los brazos. Una postura flexionada con empujones lentos es posible con esta posición. Si una mujer tiene dolor de espalda en esta posición, puede que sea mejor tener un apoyo más firme en el piso, en lugar de una cama. Con las rodillas de las dos personas sobre el piso y con un soporte bajo el torso de la mujer, el movimiento de la pelvis no "mecerá el barco" ni causará contracciones musculares dolorosas e involuntarias. Hablando de mecerse, una mecedora sin brazos puede ofrecer soporte para la espalda al igual que movimientos pélvicos (figura 12.4). Variaciones a estos temas se permiten conforme disminuye el dolor.

MEDICAMENTOS Y LIBIDO

Cuando el dolor de espalda está presente, no todas las dificultades sexuales se relacionan con la molestia misma. Afortunadamente, la disfunción eréctil pocas veces se relaciona con anormalidades de la espina lumbar, pero algunas veces las terapias para dolor de espalda baja pueden contribuir a un mal desempeño. Por ejemplo, los medicamentos antidepresivos que se usan para el dolor crónico al igual que para la depresión pueden causar disfunción sexual con eyaculación inhibida en hombres y disminución del orgasmo en mujeres. Los antidepresivos también pueden causar sequedad vaginal que deriva en dolor durante la relación sexual. Los medicamentos narcóticos pueden disminuir el dolor, pero también pueden mitigar el deseo o la respuesta sexual y los relajantes musculares pueden tener un efecto similar. Además, se sabe que el consumo excesivo de alcohol suprime la libido. Nuestro reto con la medicación es encontrar un equilibrio entre una dosis lo suficientemente grande para controlar el dolor y una dosis lo suficientemente baja para limitar la toxicidad, incluyendo el deterioro sexual.

La fatiga interfiere con el desempeño sexual exitoso y sólo amplifica el dolor. El viejo adagio "planea con anticipación" con toda certeza se aplica a eliminar la fatiga. Si deseas un encuentro sexual exitoso, asegúrate de que estás bien descansado.

Satisfacción sexual a los 60

Tom, de 60 años, padecía dolor de espalda baja por osteoartritis de la espina. Después de seis meses de tratamiento, su dolor había mejorado, pero no lo suficiente como para que continuara con una relación sexual satisfactoria con su esposa. La posición del misionero era particularmente molesta. Había estado haciendo ejercicios de flexión al inicio de su tratamiento, pero los había suspendido unos cuantos meses antes de que lo viera. Estaba tomando Oruvail (ketoprofén) en una forma de liberación sostenida para su dolor. Le sugerí una dosis adicional de ketoprofén o acetaminófeno antes de la actividad sexual y le sugerí posiciones sexuales alternativas. Esta combinación demostró ser exitosa y, 18 meses después de mis recomendaciones, su dolor de espalda baja estaba mejorando y su función sexual también.

El caso de Tom ilustra que el desempeño sexual puede beneficiarse con un tiempo cuidadoso de medicación. Para permitir una analgesia adecuada, toma tu medicina para el dolor dos a cuatro horas antes de tu actividad sexual planeada.

Si el clímax sexual no se puede lograr a través de la relación sexual, entonces tú y tu pareja deberían discutir técnicas alternativas. Esto puede ser difícil si hay barreras sociales, culturales o espirituales para la estimulación sexual oral, pero recomiendo discutir estos aspectos porque hay situaciones en las que el dolor de espalda limita la habilidad de participar en una relación sexual. Además, quienes tienen un aumento de tensión en los órganos sexuales que impide el orgasmo a través de otros medios deberían tomar en cuenta la autoestimulación. La liberación de tensión sexual por cualquiera de estos medios disminuye la contracción muscular y aumenta los niveles de endorfinas.

SEXEJERICIOS

El ejercicio ayuda a mejorar la satisfacción sexual y cualquier forma de ejercicio aeróbico mejora la función cardiovascular y aumenta el vigor. En particular, los ejercicios Kegel para la pelvis aumentan el disfrute sexual para las mujeres al fortalecer los músculos del piso de la pelvis que dan soporte a la vejiga, el útero, el recto y la vagina. Éstos son músculos que se contraen alrededor del pene durante la relación sexual.

Los ejercicios Kegel se llevan a cabo fácilmente mientras se orina. Lentamente contrae los músculos del piso de la pelvis, un movimiento que interrumpe el flujo de orina. Sostén la contracción por diez segundos, libera y repite la contracción varias veces. Los mismos músculos se pueden contraer en otros momentos mientras se está de pie, sentado o acostado. Realiza entre 25 y 50 contracciones dos veces al día.

Consulta adicional

Si sigues con dificultades sexuales más allá del dolor de espalda, considera buscar la ayuda de un terapeuta sexual o psiquiatra. El dolor de espalda a veces se usa como una excusa para limitar las relaciones sexuales. O, si tu relación ya tiene problemas, entonces el dolor de espalda puede complicarlas más. Cambiar simplemente tu posición sexual no es suficiente para cambiar sentimientos y una solución se puede encontrar sólo a través de una comunicación mejorada. Toma en cuenta ayuda adicional si es necesario, pero no dejes que tu relación se deteriore.

Una relación sexual sana y comprensiva es parte de la prescripción completa para una mejor espalda. No tienes que renunciar a los placeres de esta interacción humana sólo porque tienes dolor de espalda. Los beneficios valen la pena.

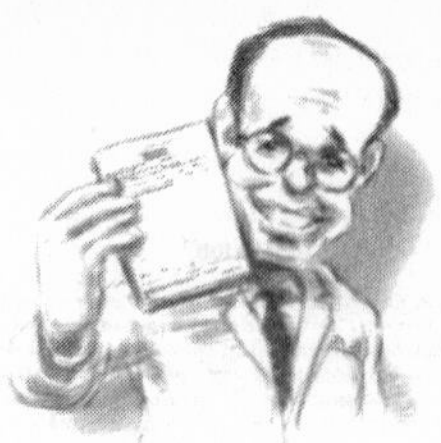

RESUMEN DE PRESCRIPCIÓN DEL DOCTOR BORENSTEIN

- El dolor de espalda nunca debe impedirte tener una relación sexual exitosa.
- La intimidad sexual tiene múltiples beneficios para la salud.
- "Hablar" es una palabra sexy de seis letras.
- Practica las posiciones sexuales menos dolorosas, como mantener la espalda plana y evitar la posición del misionero, que aumenta la curva de tu espalda baja.
- Habla con tu médico sobre tus medicamentos si piensas que están limitando tu desempeño sexual.

Epílogo
Retoma el control

Debes tener una buena idea de cómo juntar las partes que te funcionarán que conforman tu prescripción. He mencionado un amplio rango de terapias que son efectivas para el dolor de espalda. Prefiero las terapias activas a las pasivas. Es mi inclinación. Las terapias activas te dejan a cargo de manera que puedas controlar tu recuperación y retomar el control. También por eso prefiero las terapias convencionales en lugar de las complementarias. Muchas terapias complementarias, además de consumir tiempo, requieren la intervención de otras personas.

Actualmente, la investigación apunta a una gran esperanza para avances mayores en prevención, diagnóstico y tratamiento del dolor de espalda. La investigación en genética nos ayudará a entender factores hereditarios que predisponen al desarrollo de degeneración de los discos. Identificaremos factores del medio ambiente que causan degeneración de los discos de manera que podamos prevenirla. Pruebas de diagnóstico más sensatas nos permitirán visualizar la espina en movimiento y ver los músculos dañados con claridad. Medicamentos antiinflamatorios no esteroides, más efectivos y menos tóxicos, están en el horizonte. La segunda generación de inhibidores

COX-2 está ahora en pruebas clínicas y también se están desarrollando nuevos relajantes musculares. Se están probando reemplazos artificiales de discos y las nuevas técnicas de fusión no necesitarán tomar hueso de la pelvis. El interés en aumento de la terapia ocupacional está arrojando una nueva luz en factores ergonómicos que limitan el riesgo de dolor de espalda en el lugar de trabajo. El futuro mejorará nuestra comprensión de los factores que causan el dolor de espalda. Nuestra habilidad para cuidar a las personas con dolor de espalda también mejorará.

Hasta ese tiempo, infórmate sobre tu espalda. Estar informado favorecerá tu mejoría y te salvará de exponerte a pruebas de diagnóstico o intervenciones terapéuticas que pueden tener más riesgos que beneficios. Usa tus conocimientos con tu médico general, con tu fisioterapeuta, con tu anestesiólogo, con tu terapeuta de masaje. Pregunta, sé crítico respecto a las respuestas, decide qué es más lógico en tu caso. ¡Recupera el control!

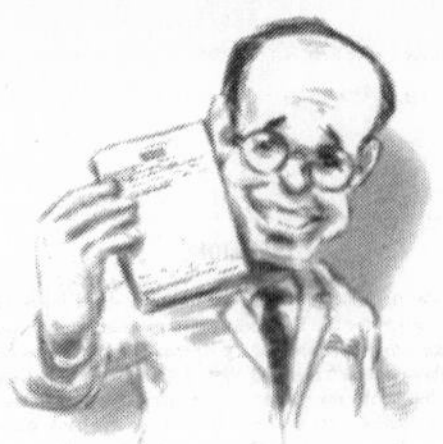

RESUMEN DE PRESCRIPCIÓN DEL DOCTOR BORENSTEIN

- Sé activo con tu recuperación.
- Mantente informado.
- Muévete.
- Usa las medicinas conforme las necesites.
- Realiza ejercicios para mantenerte fuerte.

Glosario

ACUPUNTURA: práctica china que consiste en estimular ciertos lugares particulares a lo largo de los meridianos del cuerpo para liberar el flujo de energía (*qi*).

ANALGÉSICOS: medicamentos que alivian el dolor como los no esteroides (aspirina), no narcóticos (acetaminófeno) o narcóticos (codeína).

ANILLO FIBROSO: porción circular exterior del disco intervertebral.

ANTIINFLAMATORIO: reduce calor, hinchazón, dolor y pérdida de función.

ARACNOIDITIS: inflamación de la membrana que rodea la médula espinal.

ARTICULACIÓN: estructura especializada en la que dos huesos se encuentran en gran proximidad. La articulación puede facilitar el movimiento (faceta) o la estabilidad (sacroilíaco) dependiendo de la función de la articulación.

ARTICULACIONES DE LA FACETA: dos articulaciones localizadas en la parte posterior de los cuerpos vertebrales que conectan la espina. Estas articulaciones son parte de un mecanismo estabilizador de la espina.

ARTRITIS: inflamación de una articulación.

CAUDA EQUINA: parte final de la médula espinal que comienza en L-1 y se parece a la “cola de un caballo”.

CERVICAL: relacionado con las siete vértebras en el cuello entre el cráneo y el pecho.

CIÁTICA: dolor que sigue al nervio ciático de abajo de la pierna hacia la pantorrilla o pie.

CICLOOXIGENASA: enzima que viene en dos tipos. La I mantiene las funciones corporales. La tipo II se asocia con el desarrollo de inflamación. La aspirina inhibe ambas. Los medicamentos COX-2 inhiben sólo la II.

CIFOSIS: deformidad de la espina asociada con doblarse excesivamente hacia adelante, más común en el área torácica.

CÓCCIX: final de la espina, hueso del cóccix. Conectado al sacro.

CONJUNTIVITIS: inflamación de una capa superficial del ojo.

CORTICOSTEROIDES: hormonas producidas por la glándula adrenal con propiedades para influir en el metabolismo de la glucosa y en la función de los riñones. Una disminución en la inflamación es un resultado potencial de ingerir cantidades mayores que las que producen las glándulas adrenales diariamente.

CORVA: músculos y tendones localizados en la parte trasera del muslo.

DEGENERACIÓN: deterioro de los tejidos y células que resulta en daño o destrucción de la estructura.

DISCO HERNIADO: desplazamiento de la parte central de un disco intervertebral (núcleo pulposo). Los grados de hernia incluyen protrusión (gel contenido dentro del anillo fibroso), extrusión (gel desplazado al canal espinal, más allá del anillo pero que permanece conectado al área central) y secuestración (gel libre y no adherido al disco original).

DISCO: estructura tipo cilindro compuesta de un centro de gel (núcleo pulposo) y una cubierta fibrosa exterior (anillo fibroso) que actúa absorbiendo impactos y como articulación universal en la espina.
DISCOGRAFÍA: visualización radiográfica del espacio entre los discos de la columna a través de inyección de tinta.
DISECTOMÍA: extracción de todo o parte de un disco intervertebral.
ERGONOMÍA: estudio científico del uso eficiente del cuerpo humano en el trabajo y la recreación.
ESCOLIOSIS: curvatura lateral de la espina.
ESPALDA BAJA: área entre las últimas costillas y la raya de las nalgas.
ESPONDILITIS ANQUILOSANTE (EA): artritis inflamatoria de la espina asociada con dolor y rigidez que pueden resultar en la fusión (anquilosis) de las articulaciones y ligamentos de la espina.
ESPONDILOARTROPATÍA: grupo de desórdenes que causa artritis inflamatoria de la espina.
ESPONDILÓLISIS: defecto en la placa de crecimiento entre las articulaciones de la parte posterior de una vértebra.
ESPONDILOLISTESIS: desplazamiento anterior de una vértebra hacia la de abajo que puede ser el resultado de una espondilolisis que ocurrió durante el desarrollo de la adolescencia o a través de cambios degenerativos en las articulaciones de la faceta.
ESPONDILOSIS: enfermedad degenerativa de los discos y articulaciones de la faceta de la espina.
EXTENSIÓN: (en relación con la espina) doblarse hacia atrás.
FASCIA: hoja delgada de tejido fibroso que envuelve los músculos y estructuras debajo de la piel.
FIBROMIALGIA: síndrome musculoesquelético generalizado asociado con puntos sensibles en lugares específicos del cuerpo.
FLEXIÓN: (en relación con la espina) doblarse hacia adelante.

FUSIÓN: (en relación con la espina) procedimiento quirúrgico para unir dos o más vértebras con injerto de hueso con o sin soportes de metal que resulta en la inmovilización de esa parte.

GADOLINIO: material de contraste utilizado con la resonancia magnética por imágenes (RMI) para identificar tejidos con aumento de flujo sanguíneo. Se usa para identificar tumores, tejido de cicatrización postoperatorio e infecciones.

GEN: unidad de un cromosoma que transfiere una característica heredada de un padre a su descendencia.

INFLAMACIÓN: proceso patológico asociado con enrojecimiento, calor, hinchazón, dolor y pérdida de función. Este proceso destruye tejidos pero también se asocia con la reparación y curación de las estructuras corporales.

INTERVERTEBRAL: entre dos vértebras adyacentes.

LAMINECTOMÍA: procedimiento quirúrgico que extrae una porción de la placa que sirve como parte posterior del canal espinal. Este procedimiento de descompresión se lleva a cabo para tratar discos intervertebrales herniados y estenosis espinal.

LIGAMENTO: banda fuerte de tejido fibroso que conecta huesos a una articulación o que sostiene órganos en su lugar.

LORDOSIS: curva hacia adelante localizada en la espalda baja y el cuello.

LUMBAR: relacionado con las cinco vértebras entre el pecho y el sacro.

MANIPULACIÓN: movimiento de la espina para recuperar la función normal.

MÉDULA ESPINAL: principal estructura nerviosa localizada dentro de la espina que conecta el cerebro con el resto del cuerpo humano.

MIELOGRAMA: técnica radiográfica en la cual se inyecta tinte en el canal espinal para identificar mejor la médula espinal.

MÚSCULO: tejido contráctil especializado que genera fuerza y facilita el movimiento.

NARCÓTICO: poderoso medicamento asociado con el alivio del dolor con potencial para causar alteración significativa del ánimo y dependencia luego de administración constante.

NERVIO: tejido especializado tipo cuerda que transmite señales hacia y a partir del cerebro.

NO ESTEROIDES: medicamento que disminuye la inflamación que no es corticosteroide.

NÚCLEO PULPOSO: centro de gel del disco intervertebral. Esta es la parte del disco que se hernia.

OSTEOARTRITIS: la forma más común de artritis. La espina lumbar es una ubicación frecuente de este desorden.

OSTEOPOROSIS: desorden asociado con una disminución de calcio en el hueso. Este problema se asocia con un aumento del riesgo de fractura en la espina, cadera y cintura.

PLACEBO: sustancia inerte que se usa en investigación médica para determinar el grado de mejoría que se produce sólo por suerte.

RAD: medida de exposición a la radiación. La exposición normal al sol durante un año es como de 0.6 rads.

RADICULOPATÍA: desorden de los nervios luego de que salen de la espina.

RAYOS X: Energía electromagnética que pasa a través de un objeto, formando una partícula cargada que se imprime en un trozo de película.

REACCIÓN DE CONVERSIÓN: Transformación de una emoción en una manifestación física, histeria.

REFLEJO: acción involuntaria que resulta de energía absorbida que causa una respuesta muscular.

REGISTRO RADIONÚCLIDO: prueba radiográfica que usa una pequeña cantidad de marcador radioactivo que se inyecta en forma intravenosa. El marcador identifica tejidos con un aumento anormal de actividad. Un registro óseo es el examen que se usa con mayor frecuencia para revisar la espina completa en busca de desórdenes de la espalda.

RESONANCIA MAGNÉTICA POR IMÁGENES (RMI): técnica radiográfica que utiliza magnetos y ondas de radio para visualizar estructuras internas del cuerpo humano. Por lo general, es la técnica más útil en la investigación de anormalidades de la espina.

REUMATISMO: cualquier molestia o dolor en el sistema musculoesquelético. La artritis es una forma especial de reumatismo.

SACRO: relacionado con la parte de la espina que se encuentra entre la zona lumbar y el cóccix. Las articulaciones del sacroilíaco conectan el sacro con la pelvis.

SÍNDROME DE REITER: desorden que causa conjuntivitis, uretritis y artritis. En esta enfermedad, se lastiman las articulaciones de la espina lumbar y del sacroilíaco.

SÍNDROME: conjunto de molestias que describen un desorden.

SUBLUXACIÓN: movimiento o posición anormales de las superficies de las articulaciones.

TENDÓN: estructura fibrosa dura que adhiere los músculos a los huesos.

TENSIÓN: lesión que se presenta por uso excesivo, a menudo asociada con músculos, fascia y ligamentos.

TOMOGRAFÍA COMPUTARIZADA (TC): técnica radiográfica que utiliza rayos X y tecnología computarizada para visualizar secreciones horizontales del cuerpo humano. Es muy útil para identificar anormalidades óseas.

URETRITIS: inflamación del recubrimiento de la uretra, el tubo que conecta la vejiga con la superficie del cuerpo.

VÉRTEBRA: uno de los huesos individuales que forman la espina. La forma y función de las vértebras son específicas según las diferentes partes de la espina.

Apéndice A
Preguntas frecuentes de la escuela de la espalda del doctor Borenstein

A finales de la década de los sesenta, una fisioterapeuta sueca, Maryanne Zachrisson-Forssell, desarrolló un programa *sound-slide* que incluía información básica sobre el dolor de espalda baja. Las cuatro sesiones de una hora incluían información sobre anatomía y función de la espina, mecánicas del cuerpo y programas de ejercicio. Las clases también incluían sesiones de preguntas y respuestas para atender cualquier aspecto no entendido durante las conferencias slide.

El entusiasmo por las escuelas de la espalda en Estados Unidos aumentó poco a poco. Médicos, fisioterapeutas y especialistas en enfermería dan los cursos. Hay escuelas de la espalda en escuelas de medicina, hospitales comunitarios, asociaciones de jóvenes cristianos (YMCA, por sus siglas en inglés) y escenarios industriales.

Los métodos de enseñanza varían en una escuela de la espalda dependiendo de la filosofía de los organizadores. Los "estudiantes" pueden recibir instrucción en aulas o demostraciones de ejercicios y hábitos de trabajo o motivación. Los métodos de enseñanza varían en todo el mundo. La escuela sueca de la espalda está diseñada como un programa de información general con ejercicios para mejorar la condición física. La escuela canadiense de la espalda usa acercamientos psicológicos para aumentar la autoconciencia sobre el dolor y la función. Se hace énfasis en el papel de la ansiedad y el estrés. La escuela californiana de la espalda enseña cómo controlar el dolor de espalda agudo. Los individuos pasan por un curso de obstáculos para medir su función física. La instrucción en un periodo de tres semanas mejora la función física.

¿Las escuelas de la espalda ayudan a las personas a prevenir recurrencias del dolor de espalda? En una planta de autos Volvo se llevó a cabo un estudio en donde se comparó la instrucción de las escuelas de la espalda con ejercicios para la espalda o terapia con calor. Los empleados que asistieron a la escuela de la espalda faltaron menos días al trabajo que los de los otros dos grupos.

Cuando fui director del Centro de la Espina en el centro médico local, ayudé a organizar su escuela de la espalda. Muchas personas que padecían dolor de espalda se volvieron alumnos de la escuela. Los instructores de las clases tuvieron oportunidad de compilar varias preguntas que surgían repetidamente en las sesiones de la escuela de la espalda. A continuación, algunas de las preguntas más frecuentes y mis respuestas más comunes:

¿Qué tipo de cama es mejor para el dolor de espalda?

Debes pensar que con tanto tiempo que las personas han estado durmiendo en camas yo tendría la respuesta a esta pregunta. Lo que parece claro es que las preferencias son tan numerosas como la cantidad de personas que van a dormir cada noche.

Cuando comencé mi carrera profesional, pensé que sólo una cama dura como piedra sería la mejor para los pacientes con dolor de espalda. Con el paso de los años, he aprendido que lo que puede ser bueno para una persona en un lado de la cama puede no ser bueno para la otra. ¿Cómo resuelves este dilema?

Hay unas cuantas formas de probar qué mejora tu espalda antes de comprar una cama. La espalda, entre la pelvis y los hombros, es como un puente de suspensión invertido. Los soportes para este semicírculo son las nalgas y los hombros. Entre más firme sea la cama, más soportes se quedarán por encima del agua y mantendrán la tensión en la espalda, manteniendo la curva lumbar o lordosis. Entre más suave sea una cama, más se hundirán los soportes, ejerciendo menos tensión en la espina lumbar, causando que pierda la lordosis o se aplane.

Entre más quieras mantener una curva lumbar, más firme debe ser el colchón. Si quieres probar esta idea, intenta dormir sobre unas cuantas cobijas o en una colchoneta de ejercicio en el piso por unas cuantas noches. Si tu espalda se siente descansada, debes preferir un colchón duro. Si prefieres tener las rodillas dobladas, debes elegir un colchón con más acojinamiento.

Estas sugerencias son puntos de inicio para decidir tu preferencia personal. Vas a estar durmiendo en la cama y necesitas decidir si te resultará reparadora. No seas tímido. Ve a la tienda de colchones y prueba la mercancía. Descansa en ella durante 20 ó 30 minutos para sentir si son cómodos. Tener un nombre médico (quiropráctico, ortopédico) asociado con el nombre de la cama no garantiza que la cama sea buena en tu caso. La única forma de saberlo es probarla.

Me encanta nadar, pero hacer olas en la noche nunca fue una de mis ideas de cómo dormir. A pesar de mis recelos sobre las camas de agua, algunas personas que sufren dolor de espalda les tienen fe ciega. Yo no sé cómo ese grado de suavidad puede ser útil para la espina. Yo creo que, si se tiene la opción, quienes prefieren una espalda plana, preferirán una cama de agua. Una vez más, pruébala antes de comprarla.

Se dice que algunos colchones siguen el contorno específico de tu cuerpo y dan soporte a tu espalda sin importar cuál sea su forma. Algunos de mis pacientes han encontrado que esto es excelente, mientras que otros lo han encontrado menos deseable. La idea de soporte completo es buena, pero algunos pacientes requieren una superficie más firme para estar cómodos.

¿Qué pasa si ya tienes una cama y no quieres comprar otra? Una cama se puede hacer más firme si se coloca un pedazo de madera terciada entre el colchón y el *box spring*. Si tienes que hacer que la cama sea más suave, puede ser efectivo agregar acojinamiento en la forma de un cubrecolchón.

¿Hay alguna silla en particular que sea útil para el dolor de espalda baja?

Depende donde esté la silla: en el trabajo, en la casa o en el coche. ¿La silla es para prevenir el dolor o para tratarlo? No hay ninguna silla para todos los lugares ni todas las situaciones.

Cuando se trata de un dolor de espalda baja agudo, lo mejor es la silla muy estable y firme. La silla debe tener una pequeña cantidad de acojinamiento para ser cómoda. El área en la superficie del asiento debe permitir algo de movimiento para las piernas. El asiento de la silla no debe ser demasiado bajo, para que tus piernas no estén cerca de tu pecho. Las piernas deben estar a noventa grados o ligeramente más altas que tu cadera si prefieres una espalda plana. El respaldo de la silla debe tener un ángulo ligero. Los descansabrazos le quitan presión a tu espalda baja. Hay disponible una gran variedad de soportes para asiento de lordosis lumbar. Algunas almohadas están hechas de espuma, mientras que otras son inflables. Checa si te beneficia un soporte para asiento enrollando una toalla y colocándola alrededor de tu cintura. Si agregar la toalla disminuye tu dolor, debes considerar el uso de un soporte para asiento. El soporte se puede usar en la silla del trabajo y en el coche.

Los diseñadores de autos nuevos se dan cuenta de la importancia de soportes para asientos y han hecho ajustes al asiento en el coche que se puede alterar para estar cómodo. Otros asientos de coche son demasiado suaves como para resultarte cómodos cuando tienes dolor de espalda. La falta de soporte hace que los músculos de la espalda trabajen constantemente, causando un aumento en espasmo y dolor. Un soporte para la parte posterior del asiento del coche puede funcionar si el asiento ofrece estabilidad adecuada. Si el asiento es demasiado suave, un solo soporte que incluya asiento y respaldo es útil.

Varios asientos reclinables están disponibles con una gran variedad de ajustes para su comodidad. Creo que estas sillas son más cómodas cuando te estás rehabilitando de un ataque de dolor de espalda en oposición a cuando estás inmerso en uno. La cantidad de acojinamiento, el grado de reclinación y los añadidos de masaje y calor son cuestión de preferencia personal. Ninguno de estos factores es particularmente útil para prevenir un dolor de espalda. Si te hacen sentir mejor y el precio está dentro de tu presupuesto, debes consentirte.

Al hablar sobre la oficina, no tienes que hacer todo tu trabajo sentado. De hecho, para algunas personas que padecen dolor de piernas, un escritorio que les permita trabajar de pie puede ofrecer mayor comodidad mientras trabajan. Un abogado de 48 años vino a verme a mi consultorio porque su dolor aumentaba mientras estaba en el trabajo. Se había sometido a una operación de la espina lumbar y cervical en los últimos cuatro años y tenía una recaída del dolor de piernas que estaba respondiendo a un manejo conservador. Su mayor problema eran las largas horas en el trabajo durante conferencias. Había probado varias sillas, pero ninguna le permitía trabajar por cualquier cantidad de tiempo. Le sugerí que consiguiera un escritorio para trabajar de pie y que lo usara cada vez que le dolieran las piernas. También le sugerí que estuviera más tiempo de pie durante las conferencias. La combinación ayudó a calmar su dolor de piernas durante los siguientes seis meses. Se encariñó tanto con su escritorio para trabajar de pie que siguió usándolo, incluso cuando se curó su dolor de piernas.

El punto central es probar cualquier asiento, reclinable, cojín, masajeador, corsé o soporte antes de efectuar una compra, no te vayas sólo por la reputación.

¿A los niños les da dolor de espalda?

El dolor de espalda sí afecta a los niños, pero con menos frecuencia que a los adultos. Los niños pequeños de menos de diez años raras veces sufren dolor de espalda, pero en la adolescencia, a partir de los 15 años se presenta con más frecuencia. Si el dolor de espalda persiste en un niño por más de una o dos semanas, un médico debe evaluarlo. La mayoría de los dolores de espalda en niños son mecánicos, justo como en los adultos. La espondilosis y espondilolistesis son fracturas de la parte trasera del cuerpo vertebral y comienzan durante los años de adolescencia, en particular en buzos y gimnastas. Las hernias de los discos son extremadamente poco frecuentes.

Enfermedades sistémicas, como infecciones y tumores, sí se presentan en niños pero son poco usuales. Las banderas rojas para enfermedades más serias son las mismas en adultos y en niños.

Un problema común que afecta a niños de todas las edades es lo que están llevando en la espalda. Cada vez más niños en edad escolar tienen problemas de espalda a causa de mochilas pesadas y bolsas para libros. Estas bolsas pesadas tensionan los músculos de la espalda y causan fatiga que duele. Puedes ver a algunos niños esperando en la parada de autobús inclinados hacia adelante por el peso que llevan en la espalda. Las mochilas no deberían pesar más de 10% o de 15%

del peso del niño. Si son demasiado pesadas, aligéralas. La mochila debe tener tiras ajustables y se debe llevar sobre los dos hombros. Los hombros deben llevar la mayor parte del peso. Las mochilas que cuelgan demasiado alto o demasiado bajo en la espalda colocan tensión a través de la espina lumbar, causando dolor en la espalda baja.

¿La tracción lumbar ayuda al dolor de espalda?

No se ha demostrado si la tracción lumbar es útil para el dolor de espalda baja o de piernas. La tracción solía ser una forma de conseguir que los pacientes se quedaran en cama en el hospital, pero sabemos ahora que el descanso en cama por más de dos días no es útil para el dolor de espalda baja. La tracción de la espina lumbar no es una terapia recomendada. No hace nada para aliviar la presión en un disco y te pone en riesgo de sufrir las consecuencias del descanso prolongado en cama.

¿Mis tacones causan más dolor de espalda?

A veces. Los tacones te elevan del piso y tienden a cambiar tu centro de gravedad. En respuesta a esta nueva posición, puede que te dobles hacia adelante para mantenerte en equilibrio. Entre más alto sea el tacón, mayor es la aparente inclinación en la espalda. Si doblarte hacia atrás a ras de suelo hace que tu espalda se sienta peor, también lo harán los tacones. Un arreglo pueden ser zapatos que estén entre planos y tacones completos. No causan tanto cambio en la forma de la espina y pueden ser aceptables desde el punto de vista de la moda. La otra posibilidad al usar tacones es limitar el tiempo en que estás de pie y hacer ejercicios de inclinación pélvica para aplanar tu espina cuando se pueda.

¿Qué significa la hoja que viene con el empaque del medicamento que me prescribieron? Me da muchísimo miedo

La hoja del empaque es la información que da el fabricante del medicamento y que exige la Dirección de Alimentos y Medicinas (FDA, por sus siglas en inglés). Contiene información básica sobre el medicamento, incluyendo todos los posibles efectos colaterales e interacciones del medicamento.

La información concerniente a los efectos colaterales *potenciales* de un medicamento se genera durante las pruebas clínicas que estudian la eficacia del agente. Como investigador clínico, he tenido experiencia personal con la información que se reúne durante estas pruebas. Si sucede cualquier cambio durante el estudio, la información se considera un hecho adverso. Esta información se cuenta durante el estudio y el número final se enlista en la hoja que contiene el empaque.

Cualquier cosa es posible, pero los efectos colaterales que se presentan con frecuencia son realmente los únicos de los que nos preocupamos. Por ejemplo, en una hoja que revisé, el envenenamiento por alimentos estaba enlistado como un efecto colateral posible. Obviamente, alguien que tomó parte en el estudio fue a un restaurante y le cayó mal la comida. Aunque eso no tuvo nada que ver con el estudio del medicamento, ese hecho se consideró como adverso. Este tipo de información debilita el valor de esta importante fuente de información para pacientes y médicos.

Recuerda que la hoja contenida en el empaque enlista problemas que *pueden* pasar. Pero quizá tú no experimentes ninguno. Sin embargo, si percibes alguna interacción, habla con tu médico inmediatamente, para que decida si la medicina es la mejor para aliviar tu condición.

¿Qué deportes puedo practicar con seguridad si tengo dolor de espalda?

En la etapa aguda de dolor de espalda, es apropiado limitar las actividades deportivas. El movimiento es importante, pero jugar 18 hoyos no va a ser útil. Dejar que tu espalda sane permitirá de hecho que vuelvas a ser y te mantengas funcional en oposición a regresar demasiado pronto y tener ataques recurrentes que alarguen tu recuperación.

Las actividades deportivas se pueden dividir en riesgo bajo, moderado y alto, para desarrollar dolor de espalda baja. Si tienes dolor de espalda y estás tratando de empezar un deporte nuevo, debes hablar con tu médico antes de comenzar una nueva actividad. En general, algunos deportes de bajo riesgo son compatibles con el dolor de espalda baja. Entre éstos están andar en bicicleta y nadar. Es difícil empezar a practicar deportes que se juegan con raqueta si tienes dolor agudo de espalda. También, he asumido que las personas que practican deportes como aficionadas se ven envueltas en estas actividades. Los atletas profesionales tienen riesgos mayores.

- Deportes de bajo riesgo: bicicleta, hockey, esquí, natación, tenis.
- Deportes de riesgo moderado: beisbol, basquetbol, boliche, algunos tipos de danza, golf, equitación, trotar, remo.
- Deportes de alto riesgo: buceo, fútbol, gimnasia, levantamiento de pesas.

Los deportes de bajo riesgo por lo general ejercen poca presión en la espina. Además, el riesgo de giro continuo es pequeño. Los deportes de riesgo moderado se asocian con saltar (basquetbol, danza, equitación, trotar) o girar (beisbol, boliche, golf, remo). Saltar coloca presiones aumentadas en los discos. Los discos están en riesgo de hernia o degeneración más rápida. Girar coloca presión en las articulaciones de la faceta. El giro continuo causa un aumento en el dolor de las articulaciones que continúa después de que la actividad deportiva termina. Los deportes de alto riesgo se asocian con impacto de alta velocidad (buceo, futbol) o hiperextensión (gimnasia) o peso excesivo (levantamiento de pesas).

Las recomendaciones generales para todos los deportes son usar una buena técnica desde el inicio. Debes aprender con un buen maestro si no has tenido experiencia en ese deporte. Debes preguntarle a un instructor de esquí sobre la técnica adecuada para proteger tu espalda. Utiliza un equipo apropiado para disminuir la exposición al riesgo. Por ejemplo, unos buenos zapatos para correr con un acojinamiento apropiado son importantes. Correr en superficies suaves como pasto o asfalto es mejor que correr sobre concreto.

¿Puedo jugar golf sin aumentar mi dolor de espalda?

Los problemas de dolor de espalda baja son la lesión más frecuente en golfistas aficionados. Este problema también se presenta con frecuencia en golfistas profesionales. Las lesiones del golf se presentan por uso excesivo y se desarrollan con el tiempo. Los golfistas aficionados están en riesgo porque juegan esporádicamente, sin un calentamiento adecuado y tienen una mecánica de tiro menos ideal. Practicar en exceso mecánicas malas aumenta el riesgo de lesión.

El tiro del golf ocasiona uno de los movimientos más riesgosos de tu espina, una hiperextensión y rotación. El dolor de espalda resulta de la rotación de la espina en el tiro en el que te doblas hacia atrás y la hiperextensión en el movimiento complementario. Estos movimientos muchas veces colocan el peso del cuerpo del golfista a lo largo de los discos más bajos de la espina lumbar.

Los problemas de la espalda se pueden prevenir si se da un cuidado apropiado a la preparación y una técnica adecuada. Es preciso que los golfistas calienten por lo menos durante diez minutos y que incluyan lo siguiente:

Estiramiento (dos minutos):
• Rotaciones del cuello.
• Estiramiento de hombros.
• Doblarse de lado a la altura del tronco.
• Tocarse las puntas de los pies (sentados en una banca).

Rango de los palos de golf (tres minutos):
• Tiro medio-*sand wedge* (bastón diseñado para sacar la bola de la arena).
• Tiro tres cuartos-hierro 5.
• Tiro completo-palo.

En el espacio que circunda al hoyo (cuatro minutos):
• Movimiento hacia adelante y hacia atrás en el espacio que circunda al hoyo.
• Esperar para dar el primer golpe a la pelota (un minuto).
• Practicar tiros.
• Visualizar una buena forma.

Cuando dudes, considera tomar lecciones con un profesional del golf para perfeccionar tu tiro. Un calentamiento apropiado y una buena técnica son las mejores formas de disminuir la rotación excesiva y la hiperextensión que aumentan el riesgo de lesiones de la espalda baja.

Apéndice B
Medicamentos para el dolor de espalda baja

Medicamentos antiinflamatorios no esteroides

Nombre de la marca (sustancia activa)	Dosis (mg)	Frecuencia (veces al día)	Vida media (horas)	Comentario
Anaprox (naproxén sódico) (Dafloxén) Lab. Liomont, Deflamox Lab. Sanfer, Edem Lab. Wermar*	275/550	3-4	13	la marca del medicamento que se vende sin receta médica es Aleve

* En el caso de los medicamentos que no se encuentran en México con ese nombre comercial, se proponen opciones entre paréntesis de medicamentos con la misma sustancia activa y la misma dosis.

Ansaid (flurbiprofén)	50/100	2-3	6	ibuprofeno de acción prolonga-da
Arthrotec (diclofenac/ misoprostil)	50/75	2-3	2	previene úlceras estomaca-les
Ascriptin (aspirina+antiácido)	325	4-6	4	
Aspirina (ácido acetilsalicílico) Lab. Bayer	325	4-6	4	económi-co
Cataflam (diclofenac potásico) * Lab. Novartis	25/50	2-3	2	rápido inicio de la acción
Celebrex (celecoxib) * Lab. Searle	100/200	2	11	menos riesgo de úlceras (Cox-2)
Clinoril (sulindac) * Lab. MSD	150/200	2	18	

Daypro (oxaprozina)	600	1-2	25	conveniencia de una vez al día
Disalcid (salsalato)	500/750	2	4	
Dolobid (diflunisal) * Lab. Merck Sharp & Dohme	250/500	2-3	11	
Easpirin (aspirina con capa entérica) (Aspirina Protect)	975	4	4	menos alteración gastrointestinal
Ecotrín 650 (aspirina con capa entérica) Lab. Glaxosmithkline	325	4-6	4	menos alteración gastrointestinal
Feldene (piroxicam) * Lab. Pfizer	10/20	1	38-45	acción prolongada

Indocin (indometacina) * Lab. MSD	50-100	1-3	4	para espondi-loartropatía
Lodine (etodalac) *	200-500	2-4	6	
Meclomén (miclofenemato)	50/100	4	4	
Mobic (meloxicam) (Mobicox) Lab. Promeco	7.5/15	1	15	como un medica-mento Cox-2
Motrín (ibuprofeno) * Lab. Janssen-Cilag	400-800	4-6	1-3	requiere dosis al-tas
Nalfon (fenoprofén)	200/300	3-4	2-3	mayor irritación de los riñones
Naprelan (naproxén) (Naprodil) Lab. Diba, Novaxén Lab. Novag	375/500	2-3	13	la marca del medi-camento que se vende sin receta

				médica es Aleve
Orudis (ketoprofén) * Lab. Aventis	25-75	3-4	3-4	
Oruvail (ketoprofén) (Efikén) Lab. Kendrick, Lab. Profenid	100-200	1	3-4	forma de liberación prolonga-da
Relafen (nabumetona) (Reliflex) Lab. Glaxosmithkline	500/750	2	2-6	menos molestia gastroin-testinal
Tolectín (tolmetín) *	200/400	4	4	
Toradol (kerotolac)	10	4	4-6	analgési-co, pero con ries-go de úlceras
Trilisate (trisaliclato magnesio)	500/750	2	4	

Vioxx (rofecoxib) * Lab. MSD	12.5-50	1	18	menos riesgo de úlceras (Cox-2)
Voltarén (diclofenac sódico) * Lab. Novartis	25-100	2-3	2	
Zorprin (aspirina de liberación lenta)	800	2	4	menos alteración gastrointestinal

Analgésicos no narcóticos

Nombre de la marca (sustancia activa)	Dosis (mg)	Frecuencia (veces al día)	Vida media (horas)	Comentario
Tylenol (acetaminófeno) * Lab. Janssen- Cilag	325-650	3	4	no ingerir alcohol
Ultram (tramadol)	50	4	4	requiere dosis frecuentes

Analgésicos narcóticos

Nombre de la marca (sustancia activa)	Dosis (mg)	Frecuencia (veces al día)	Vida media (horas)	Comentario
Coderit (codeína) * Lab. Chinoin	15-60	4-6	4	
Darvocet (propoxifeno/ acetaminófeno)	50	4	4	
Darvón (propoxifeno) *	65	4	4	
Darvón Compuesto 65 (propoxifeno/aspirina) *	50	4	4	
Darvón-N (propoxifeno) *	100	4	4	
Duragesic (fentanilo) * Lab. Janssen-Cilag	25-100	1	72	aplicar (sobre la piel)
Kadian (morfina)	20-100	1	12	

Lortab (hidrocodona/ acetaminófeno)	2.5-10	4	4	
MS Contin (morfina)	15-200	2	12	
Oxycontin (oxicodona)	10-160	2	12	de acción prolongada, menos euforia
Percocet (oxicodona/ acetaminófeno)	2.5-10	4	4	
Percodan (oxicodona/aspirina)	4.5	4	4	
Tylenol # 2, 3, 4 (codeína/ acetaminófeno) Lab. Janssen-Cilag	15-60	4	4	
Vicodin (hidrocodona/ acetaminófeno)	5-10	4	4	
Vicoprofen (hidrocodona/ ibuprofeno)	7.5	4	4	

Relajantes musculares

Nombre de la marca (sustancia activa)	Dosis (mg)	Frecuencia (veces al día)	Vida media (horas)	Comentario
Flexaril (ciclobenzaprina)	10	2	24-72	somnolencia y toxicidad
Norflex (orfenadrina) * Lab. 3M	100	4	2	
Parafon (clorzoxazona) Lab. Janssen-Cilag	500	4-6	4	
Robaxín (metocarbamol) *	500/750	4	2	
Skelaxin (metacaxalona)	400	4	3	
Soma (carisoprodol) (Dolarén) Lab. A.F., (Duroflex) Lab. Rayere	350	4	4-6	propiedades adictivas

Valium (diazepam) * Lab. Roche	2/ 5/ 10	4	24	proble-mas para dejarlo
Zanaflex (tizanidina) (Sirdalud) Lab. Novartis	4	3	8	

Apéndice C
Los mejores recursos para la espalda

Back in Control (título original de este libro)
Página de Internet: www.backincontrol.net
Esta página contiene referencias para este libro. Con regularidad, se agrega información actualizada sobre las preguntas frecuentes y los perfiles de los pacientes.

American College of Rheumatology (Colegio Norteamericano de Reumatología, ACR por sus siglas en inglés)
1800 Century Place, Suite 250
Atlanta GA 30345-4300
Teléfono: (404) 633-3777
Página de Internet: www.rheumatology.org
Organización profesional estadounidense de reumatólogos

Arthritis Foundation (Fundación de Artritis, AF por sus siglas en inglés)
1330 West Peachtree Street
Atlanta, GA 30309
Página de Internet: www.arthritis.org

Organización estadounidense para el apoyo de individuos con cualquier forma de artritis.

American Academy of Orthopedic Surgeons (Academia Norteamericana de Cirujanos Ortopédicos, AAOS por sus siglas en inglés)
6300 N. River Road
Rosemont, IL 60018-4262
Teléfono: (800) 346-2267
Página de Internet: www.aaos.org
Organización profesional norteamericana de cirujanos ortopédicos

American Osteopathic Association (Asociación Osteopática Norteamericana)
142 East Ontario Street
Chicago, IL 60611
Teléfono: (800) 621-1773
Página de Internet: www.am-osteo-assn.org
Organización profesional norteamericana de médicos osteopáticos

American Physical Therapy Association (Asociación Norteamericana de Fisioterapia APTA, por sus siglas en inglés)
111 North Fairfax Street
Alexandria, VA 22314
Teléfono: (800) 999-2782
Página de Internet: www.apta.org
Organización profesional norteamericana para fisioterapeutas

American Chiropractic Association (Asociación Norteamericana de Quiropráctica)
1701 Carendon Boulevard

Arlington, VA 22209
Teléfono (800) 986-4636
Página de Internet: www.amerchiro.org
Organización profesional norteamericana de quiroprácticos

American Masaje Therapy Association (Asociación Norteamericana de Terapia con Masaje)
820 David Street, Suite 100
Evanston, IL 60201
Teléfono: (847) 864-0123
Página de Internet: www.amtamassage.org
Organización profesional norteamericana para terapeutas de masaje

National Library of Medicine (Biblioteca Estadounidense de Medicina)
Página de Internet: www.nlm.nih.gov

National Institutes of Health (Institutos Estadounidenses de Salud)
Bethesda, MD 20892
Teléfono: (301) 496-4000
Página de Internet: www.nih.gov

National Center for Complementary and Alternative Medicine (Centro Estadounidense de Medicina Complementaria y Alternativa)
Página de Internet: www.nccam.nih.gov

Agency for Health Care Policy and Research (Agencia para Investigación y Políticas de Cuidados de Salud, AHCPR por sus siglas en inglés)
Página de Internet: www.ahcpr.gov

Food and Drug Administration (Dirección de Alimentos y Medicinas)
Página de Internet: www.fda.gov

Spondylitis Association of America (Asociación Americana de Espondilitis)
Apartado Postal 5872
Sherman Oaks, CA 91413
Teléfono: (800) 777-8189
Página de Internet: www.spondylitis.org

National Center for Homeopathy (Centro Nacional para la Homeopatía)
801 North Fairfax Street, Suite 306
Alexandria, VA 22314
Teléfono: (703) 548-7790
Página de Internet: www.healthy.net/nch/

El Método Pilates
Página de Internet: www.pilates_studio.com

La inclusión en este apéndice de páginas de Internet u otras publicaciones no implica la aprobación de su contenido.*

---

* Algunas páginas de Internet de asociaciones médicas mexicanas relacionadas con problemas de espalda son las siguientes:
www.smr.org.mx (Sociedad Mexicana de Reumatología)
www.smo.com.mx (Sociedad Mexicana de Ortopedia)
www.conamed.gob.mx (Asociación Mexicana de Cirujanos de Columna CONAMED)
www.directoriomedicomx.com/especialistas/medicina_interna (información general sobre especialistas médicos)
www.homeopatia.com.mx (Centro de Estudios de Medicina Homeopática)

Otras publicaciones útiles

Bigos, S. J., Bowyer, G. Braen, et al. *Acute Low Bach Problems in Adults.* Clinical Practice Guideline No. 14. HCPR Publication No. 95-0642. Rockville, MD: Agency for Health Care Policy and Research, Public Health Service, U.S Department of Health and Human Services, December 1994, pp.160.

Borenstein, D. G., S. W. Wiesel, S. D. Boden. *Low Back Pain: Medical Diagnosis and Comprehensive Management.* Philadelphia: W. B. Saunders, 1995.

Horstman, J. *The Arthritis Foundation's Guide to Alternative Therapies.* Atlanta: Arthritis Foundation, 1999.

Jellin, J. M. (ed). *Natural Medicine: Comprehensive Database.* Stockton: Therapeutic Research Faculty, 1999, pp.1164.

Rybacki J.J., J. W. Long, *The Essential Guide to Prescription Drugs.* 2001 edition. New York: HarperCollins, 2001, pp. 1274.

Bone, S., Bowyer, O., [illegible], et al. [illegible] *Clinical Practice Guideline No. 14*. AHCPR Publication No. 9[illegible]-0642. Rockville, MD: Agency for Health Care Policy and Research, Public Health Service, U.S. Department of Health and Human Services, December 1994, p. 16[illegible].

Bornstein, D., [illegible], A. Wessel, [illegible] D. R[illegible]. [illegible] *[illegible] and Complementary Therapies*. Philadelphia: [illegible] Saunders, 199[illegible].

Hoffman, J. *The Arthritis [illegible]*. Atlanta: Arthritis Foundation, 19[illegible].

Jaffin, J. M. (ed.) [illegible] *Medicine: Comprehensive [illegible]*. S[illegible]: Therapeutic Research Faculty, 1999, pp. [illegible].

[illegible], L., [illegible] Long. *The [illegible]*, 2001 edition. New York: HarperCollins, 2001, p. [illegible].

Sobre el autor

El doctor David Borenstein es profesor clínico de medicina y actual director del Centro de la Espina y del Centro Médico de la Universidad George Washington. Es un internista y reumatólogo certificado reconocido internacionalmente por su experiencia en el cuidado de pacientes con dolor de espalda y desórdenes espinales.

El doctor Borenstein hizo cursos de licenciatura en la Universidad de Columbia en 1969. Sus estudios de medicina, residencia de medicina interna y entrenamiento en la comunidad de reumatología se completaron en la Escuela de Medicina de la Universidad Johns Hopkins, de 1969 a 1978. Se convirtió en profesor asistente de medicina en el Centro Médico de la Universidad George Washington en 1978. Lo ascendieron a profesor de medicina en 1989. Se convirtió en profesor clínico de medicina en la facultad voluntaria en 1997.

Es autor de varios artículos y libros sobre medicina, incluyendo *Low Back Pain: Medical Diagnosis and Comprehensive Management* (*Dolor de espalda baja: Diagnóstico médico y manejo comprensivo*, 2ª. Ed). Este libro ha sido reconocido por la lista Brandon/Hill de la *Medical Library Association* (Asociación de Libros Médicos) como uno de los 200 libros esenciales en la bibliografía médica. También es el autor de *Neck Pain: Medical Diagnosis and Management* (*Dolor de cuello: Diagnóstico médico y manejo*). Ha dictado conferencias al público por parte de la *Artritis Foundation* (Fundación de Artritis) sobre una amplia variedad de temas de medicina. Ha dirigido simposios para varios grupos de médicos, incluyendo el *American College of Rheumatology* (Colegio Americano de Reumatología). También ha moderado simposios nacionales en televisión para médicos patrocinados por compañías farmacéuticas. Además, ha participado como experto médico invitado para CNN y noticieros locales.

El doctor Borenstein es miembro del *American College of Physicians* (Colegio Americano de Médicos) y del *American College of Rheumatology* (Colegio Americano de Reumatología). Es miembro de la *International Society for the Study of the Lumbar Spine* (Sociedad Internacional para el Estudio de la Espina Lumbar) y está en la lista de Los Mejores Médicos de Estados Unidos, Edición Año 2000. Se incluye en *Who's Who in Medicine and Healthcare, 2nd edition* (*Quién es quién en la medicina y en los servicios de cuidado de la salud, 2a. edición*) y *Who's Who in America, 54th edition* (*Quién es quién en Estados Unidos, 54ª edición*). El doctor David Borenstein es médico clínico y ejerce en Washington D. C.

Cómo aliviar el dolor de espalda se terminó de imprimir en septiembre de 2003, en Grupo Balo S.A. de C.V., Salvador Díaz Mirón No. 799, col. Santa María la Ribera, C.P. 06400, México, D.F.